天津市科普重点项目

健康新图说

糖尿病患者贴身读本

主　编　寿松涛　柴艳芬　么　颖
主　审　崔书章
副主编　余慕明　靳　衡　翟建华　王力军　王广海

编　委　么　颖　　王力军　　王广海　　王镜媛　　尤奎成　　卢　斌
　　　　归咏刚　　朱　玫　　刘孜卓　　刘采霞　　刘艳存　　关如东
　　　　江　枫　　寿松涛　　苏明环　　杜晓琴　　李　佳　　李　晨
　　　　李士欣　　李文杰　　李宝霞　　李树红　　李研凭　　杨丽丽
　　　　吴学玲　　余慕明　　张　姝　　张　艳　　陈　芳　　陈　俊
　　　　赵　澎　　夏　睿　　夏晓东　　柴艳芬　　高　桦　　高玉雷
　　　　黄　兴　　曹　超　　崔书章　　崔克娟　　焦丽娜　　靳　衡
　　　　翟建华　　Nishant Raj Pandey　　Sudha Khakurel

人民卫生出版社

图书在版编目（CIP）数据

健康新图说.糖尿病患者贴身读本 / 寿松涛，柴艳芬，
么颖主编 .—北京：人民卫生出版社，2018
　　ISBN 978-7-117-27379-4

　　Ⅰ.①健…　Ⅱ.①寿…②柴…③么…　Ⅲ.①糖尿病 –
防治 – 问题解答　Ⅳ.①R4-44

　　中国版本图书馆 CIP 数据核字（2018）第 210853 号

人卫智网	**www.ipmph.com**	医学教育、学术、考试、健康，购书智慧智能综合服务平台
人卫官网	**www.pmph.com**	人卫官方资讯发布平台

健康新图说：糖尿病患者贴身读本

主　　编：寿松涛　柴艳芬　么　颖
出版发行：人民卫生出版社（中继线 010-59780011）
地　　址：北京市朝阳区潘家园南里 19 号
邮　　编：100021
E - mail：pmph @ pmph.com
购书热线：010-59787592　010-59787584　010-65264830
印　　刷：中国农业出版社印刷厂
经　　销：新华书店
开　　本：850×1168　1/32　印张：12
字　　数：280 千字
版　　次：2018 年 10 月第 1 版　2018 年 11 月第 1 版第 2 次印刷
标准书号：ISBN 978-7-117-27379-4
定　　价：46.00 元

打击盗版举报电话：010-59787491　E-mail：WQ @ pmph.com
（凡属印装质量问题请与本社市场营销中心联系退换）

序

随着糖尿病患病率逐年上升，我国糖尿病患病人数已成为全球之冠。3000多年来，人们在不停地与糖尿病作斗争。但令人不解的是，为何糖尿病患病率反而有增无减？因此，征服糖尿病任务艰巨。

本人在近五十年的临床工作生涯中，治疗了无数急危重和疑难杂症患者。回想起来，有不少是以糖尿病并发症为首发表现者。此时，对于非糖尿病专科医师来说，常难以与糖尿病相联系，继而使这些患者跑遍医院各科就诊。糖尿病是一种并发症最多的疾病。急诊科是糖尿病急、慢性并发症及合并症患者最常见的就诊场所，诸如糖尿病酮症酸中毒、高渗性高血糖非酮症综合征、糖尿病低血糖昏迷，至于糖尿病合并严重感染导致脓毒症伴多器官功能障碍或衰竭及糖尿病合并急性心脑血管疾病者更是屡见不鲜。久而久之，糖尿病也成为急诊医师的老朋友啦。

由于急诊医师对糖尿病的深刻认识及床旁快速血糖检测仪的应用，来到急诊科的糖尿病患者不论以何种面貌出现都能得到及时诊断和处置。教科书上所描述的典型"三多（喝得多、吃得多、尿得多）"和"一少（体重减轻）"表现的糖尿病患者多见于1型糖尿病患者。为避免糖尿病误诊和漏诊，本人在查房、外出会诊或临床教学时经常说的一句话：糖尿病患者无处不在，要高度警惕以各种面貌出现的糖尿病。对任何可疑糖尿病患者，要常规检查尿糖、血糖和（或）糖化血红蛋白！提高对糖尿病的警惕性，是减少误诊和漏诊的重要前提。因此，大力宣传普及糖尿病相关知识,积极预防糖尿病,提高全社会对糖尿病的认识和警觉,是每个医务工作者义不容辞的责任和义务。只有早发现、早诊断、早治疗,才能减少糖尿病并发症发生。

《健康新图说:糖尿病患者贴身读本》一书是作者根据亲身临床经验,汇集糖尿病患者所提出的各种问题,参考大量相关文献,精心编排构思,历经酷暑寒冬编写而成。本书较为系统地介绍了糖尿病的方方面面。作者用心良苦,旨在对糖尿病防治有所贡献。

崔书章

2018 年 9 月 13 日

于天津

前　言

糖尿病是一种古老而神秘的疾病,至今对其真正病因尚未完全了解。糖尿病已成为 21 世纪全球范围内的一种流行疾病。它是继肿瘤、血管疾病之后的第三大严重威胁人类健康的慢性非传染性疾病,具有高致残率、高致死率和高医疗花费的特征,成为当前世界各国共同面对的公共健康问题。2017 年,国际糖尿病联盟数据显示,全球糖尿病成人患者已达 4.25 亿,平均每11 个人就有 1 个糖尿病患者。此外,尚有 110 多万 1 型糖尿病的儿童和青少年患者。

我国糖尿病患者约有 1.14 亿,成人糖尿病患病率为 11.6%,为世界糖尿病大国。近年来,我国糖尿病患病人数每年平均增加 550 万例,约相当于一个斯洛伐克或丹麦国家的人口数!2017 年,全世界死于糖尿病合并症的患者(20~79 岁)人数近400 万,糖尿病占全球全死因死亡的 10.7%,其病死率居全世界疾病之首。我国每年死于糖尿病患者有百万余人。据国际糖尿病联盟最新数据显示,每年全球医疗费用的 12%(6730 亿美元)用于糖尿病消耗。我国每年用于糖尿病及其相关疾病的医疗支出约 3200 亿人民币,占国民医疗总支出的 13%,大约能建造 3个三峡大坝!

糖尿病严重威胁着人们的健康,给社会和家庭带来了沉重负担。因此,进一步宣传普及糖尿病知识,加强糖尿病防治,提高人们对糖尿病危害性的认识,是政府、医疗卫生机构和医务人员重要的任务。对于未发病者,应告知预防糖尿病的知识、措施和方法;对于已患糖尿病尚未就医者,应告知如何尽早识别和发现糖尿病的知识和技巧;对于已罹患糖尿病得到诊治的患者,应告知科学合理的治疗方法,防止糖尿病并发症发生,尽可能减少残疾和死亡。尽管目前尚未有根治糖尿病的方法和措施,如能尽早发现、尽早治疗,防止并发症发生,糖尿病患者有望能与常人一样延年益寿!

源于医务人员的责任心和使命感,编者在繁忙而紧张的急诊工作之余,将多年来在临床工作中发现的问题,采用适合于糖尿病患者口味的问答形式构思编著,汇集成册。此书作为2016年人民卫生出版社出版的《健康新图说:高血压患者贴身读本》姐妹篇,名为《健康新图说:糖尿病患者贴身读本》。全书分十六章,453个问题,149幅插图。本书既可作为糖尿病患者案头挚友,又可作为广大群众的科普读物,也可作为非糖尿病专业医护人员和医学院校学生参考用书。

书中插图由天津市水利书画院院长陆铁宝先生策划,李昊阳和李阔同志绘制。书中所引资料不能一一注明,在此一并表示感谢。在本书即将出版之际,衷心感谢为本书编写付出心血的同行和同道。诚挚感谢天津医科大学总医院急诊医学科创始人崔书章教授对本书编写给予的悉心指导、大力支持和帮助。

编者

2018 年 9 月 13 日于天津

目 录

一、糖尿病相关历史知识篇

二、糖尿病基础知识篇

三、糖尿病发病机制篇

四、糖尿病实验室检查篇

目　录

五、糖尿病诊断篇

六、糖尿病并发症篇

七、糖尿病患者特殊人群篇

八、糖尿病患者教育篇

九、糖尿病患者饮食营养疗法篇

十、糖尿病患者运动疗法篇

十一、口服降糖药治疗篇

十二、注射降糖药治疗篇

十三、降糖药联合应用篇

十四、中药治疗篇

十五、手术治疗篇

十六、糖尿病患者常关心的问题

附 录

一、糖尿病相关历史知识篇

01. 最早有文字记载糖尿病的 是哪个国家？

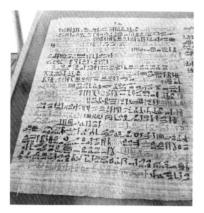

古埃及埃伯斯莎草纸手稿

糖尿病是人类发现的最古老的病种之一。世界上最早有文字记载的糖尿病文献要追溯到公元前1550年古埃及埃伯斯莎草纸手稿。1873年，德国埃及学家乔治·莫卫斯·埃伯斯（Georg Moritz Ebers）在埃及底比斯贵族墓群中发现并解读了一本莎草纸手稿，里面详细描述一种"多尿"疾病。看来，这种疾病就是我们今天所说的糖尿病。

02. 我国古代有关糖尿病记载的 文献有哪些？

🔍 大约在公元前1395—1122年殷商时代，我国甲骨文中就有"尿病"（即目前所说的糖尿病）记载。

🔍 公元前400年，《黄帝内经·素问·奇病论》记载"消渴症"即为目前所说的糖尿病。

🔍 公元600年，隋代甄立言记录了"消渴症尿甜"现象。

🔍 1972—1974年，考古工作者在湖南省长沙市区东郊四千米处浏阳河旁马王堆乡先后发掘出3座西汉初期长沙国丞相利苍及其家属的墓葬。在马王堆汉墓中发掘的我国最早方剂书籍帛书《五十二病方》中，有类似糖尿病症状的描述："病胜瘦，多弱（溺），耆（嗜）饮"。

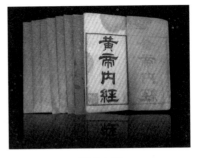

黄帝内经

03. 糖尿是谁发现的？

糖尿是由苏格兰军队外科医生约翰·罗洛（John Rollo）于1797年发现的。他观察梅雷迪斯（Meredith）船长吃面包、谷物和水果等食物时，尿糖增多；吃肉类食物时，尿糖相对减少。于是，约翰·罗洛认为，吃高碳水化合物食物能引起糖尿病。因此，错误地提出糖尿病患者热量不足1000卡的所谓低碳水化合物、高脂肪和蛋白质饮食疗法。

04. 糖尿病的名字是怎样得来的？

古希腊医生阿瑞蒂乌斯（Aretaeus）首先应用"Diabetes（多尿症）"描述多尿和消耗性疾病。"患者不停地喝水，不停歇地排尿，犹如开闸门的渡槽。患者一旦片刻禁水，嘴巴就会变得焦干,身体会变得干枯,内脏好像着火一样,随后即会在烧灼般的干渴折磨下迅速死去。”17世纪,英国医生托马斯·威利斯(Thomas Willis)根据患者尿液有甜味,给该病起名为"Mellitus(甜的)"。托马斯·威利斯与德国医生约翰(Johann)在共同发表的一篇论文中最早将阿瑞蒂乌斯应用过的Diabetes与Mellitus两个词结合在一起,即现在众所周知的糖尿病。

05. 人们是如何认识糖尿病的?

🔍 公元5世纪到6世纪,两名印度医生发现糖尿病患者尿液较黏稠,能吸引蚂蚁,随后发现患者尿液具有甜味。

🔍 公元前400年,中国的《黄帝内经》中就有"消渴"病的记载。

🔍 公元600年,中国隋唐时代甄立言所著医书《古今录验方》中记载有糖尿病尿甜现象。同时书中尚有"渴而饮水多,小便数,有脂,似麸片甜者,皆是消渴也"描述。古代中医把糖尿病称为"消渴病"是因为病人常出现多食多饮多尿和消瘦症状,仿佛是饥渴所致。

🔍 16世纪,瑞士医生帕拉塞尔萨斯(Paracelsus)通过蒸发糖尿病患者尿液获得固态物质,误认为是盐沉积于肾脏而致。

🔍 17世纪,英国医生托马斯·威利斯描述才有糖尿病患者"尿甜如蜜"的描述,推测甜尿源于血液后出现在尿里,误认为糖尿病是一种血液疾病而非肾脏疾病。

🔍 1776年,英国医生马修·多布森(Matthew Dobson)发

现糖尿病患者血浆含有糖分,认为糖尿病是一种全身性疾病。

🔍 1788年,英国医生托马斯·甘利(Thomas Gamley)发现,胰腺损伤患者会发生糖尿病。

🔍 1815年,法国化学家尤金·谢弗勒尔(Eugene Chevreul)发现,尿糖是葡萄糖。

🔍 1830年,又发现糖尿病患者的血液里也有葡萄糖。

🔍 1889年,德国科学家明可夫斯基(Minkowski)和冯梅林(Von Mering)发现胰腺和糖尿病之间存在关联,他们将狗胰腺摘除建立第一个糖尿病动物模型。他们还发现摘除胰脏的狗的尿液能招来苍蝇。

🔍 1907年,德国医生乔治·佐勒尔(George Zuelzer)给切除胰脏的狗注射胰腺提取物后尿糖量减少。

🔍 1910年,英国生理学家爱德华·阿尔伯特·沙佩·谢弗(Edward Albert Sharpey-Schafer)提出,糖尿病是因缺乏胰腺正常状态下分泌的一种物质所致,并将这种物质命名为胰岛素。

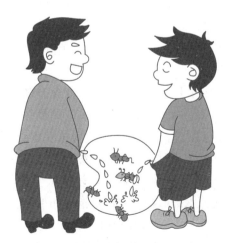

尿吸引蚂蚁

06. 您知道胰岛素的发展历史吗？

🔍 1898 年，乔治·佐勒尔等首次试图用胰腺提取物治疗糖尿病未获成功，反而引起严重过敏和局部化脓感染。

🔍 1920 年 10 月 31 日凌晨 2 点，毕业于加拿大多伦多大学医学院的外科医生班廷（Banting）提出实验性糖尿病研究设想。

🔍 1921 年 5 月中旬，开始了胰岛素的提取和临床研究。

🔍 1921 年 5 月 17 日，在加拿大多伦多大学生理学教授麦克劳德实验室与贝斯特（Best）开始进行胰腺提取物研究。

🔍 1921 年 7 月 27 日，班廷和贝斯特从狗胰腺中分离出一种降糖物质。

🔍 1921 年 7 月 30 日，班廷发现给切除胰腺的狗颈静脉注射胰腺提取物能使血糖明显下降，注射大量胰腺提取物时狗出现低糖血反应。

🔍 1921 年 8 月，切除胰腺的狗注射胰腺提取物后糖尿病症状有所恢复。

🔍 1922 年 1 月 1 日，班廷首次将含有胰岛素的牛胰腺提取物给多伦多总医院一位生命垂危的糖尿病患者汤普森（Thompson）进行注射。遗憾的是，注射未获得疗效。同年 1 月 23 日再次给这位患者注射后，血糖浓度恢复到正常，尿糖和酮体消失。后来，麦克劳德（Macleod）教授派生物化学家柯力普（Collip）对班廷胰腺提取物实验进行指导和帮助。

🔍 1922 年 5 月 3 日，在华盛顿召开的美国医师协会会议上，班廷再次宣读《胰腺提取物对糖尿病的作用》一文时，终于赢得参会人员热烈鼓掌。

🔍 1923 年，班廷和麦克劳德因发现胰岛素获得诺贝尔奖。同年，美国礼来上校创立的礼来公司与加拿大研究人员共同对胰岛素进行研究开发，生产出第一代纯度低、杂质多的世界上第一支动物胰岛素。

🔍 1935 年，斯科特（Scott）和菲舍尔（Fiacher）用重结晶法制备出较纯的第二代结晶胰岛素（鱼精蛋白锌胰岛素）。

🔍 1936 年，斯科特等制备出长效鱼精蛋白锌胰岛素。

🔍 1948 年，英国剑桥大学生物化学家弗雷德里克·桑格（Frederick Sanger）实验研究牛胰岛素。

🔍 1953 年，美国纽约州康奈尔大学医学院文森特·杜·维格诺德（Vincent du Vigneaud）合成第一个多肽激素而荣获 1955 年度诺贝尔化学奖。

🔍 1955 年，英国剑桥大学弗雷德里克·桑格发现牛胰岛素是由 17 种 51 个氨基酸组成的蛋白质分子，以此荣获 1958 年度诺贝尔化学奖。

🔍 1963 年，米尔斯基（Mirsky）等从人尸胰腺提取胰岛素。

🔍 1965 年 9 月 17 日，我国首次人工合成世界上第一个蛋白质—结晶牛胰岛素，结束了由动物或人尸胰腺提取胰岛素的历史。

🔍 1973 年，丹麦诺和诺德公司研制出第三代单峰胰岛素和第四代单组分胰岛素。

🔍 1974 年，化学合成人胰岛素成功。

🔍 1978 年，应用重组 DNA 技术，首次成功由大肠埃希菌合成人胰岛素。

🔍 1980 年，研制出第四代单组分胰岛素（即胰岛素原浓度在 1ppm 以下）。

🔍 1982 年,礼来公司运用人工基因重组技术研制出世界第一支重组人胰岛素优泌林,1996 年用于临床。

🔍 1987 年,第一支人胰岛素制剂问世,并于同年应用于临床。

🔍 1996 年,礼来公司推出世界上第一个超短效人胰岛素类似物赖脯胰岛素(优泌乐)。自此,已经研制 300 余种胰岛素类似物(包括 70 种动物胰岛素、80 种化学改良胰岛素和 150 余种生物合成胰岛素)。

🔍 2004 年,首个长效重组人胰岛素类似物——甘精胰岛素通过国家食品药品监督管理局(SFDA)获准在中国上市。

07. 您知道糖尿病患者应用胰岛素的历程吗?

🔍 1922 年 1 月 11 日,多伦多大学的医生给当时正在接受饥饿疗法、体重已经剩下不足 30 公斤的 14 岁伦纳德·汤普森(Leonard Thompson)注入了班廷团队提取的胰岛素。半个小时后,男孩的血糖下降 25%。12 天后,医生开始给他连续注射,血糖下降 75%,尿糖近乎完全消失,精神及体力明显恢复。这是全球第一例应用胰腺提取物治疗的糖尿病患者。他最终因糖尿病合并肺炎而死,享年 35 岁。

🔍 1970 年,美国糖尿病基金会将第一枚乔斯林勋章授予患有 50 多年糖尿病的查尔斯·西蒙兹·格莱迪(Charles Symonds Grady)患 1 型糖尿病,她在日记中写道:1924 年我开始应用胰岛素,80 多年来从未错过一次注射。她一直活到了 90 岁。

🔍 1980 年,人工基因合成胰岛素上市,堪萨斯一名女性患者有幸成为第一个使用者。

08. 您知道对糖尿病有重要 贡献的科学家吗？

🔍 1922 年,加拿大外科医生班廷和多伦多大学生理学教授麦克劳德从动物胰腺中提取胰岛素。

🔍 1936 年 1 月,哈罗德·珀西瓦尔·希姆斯沃斯(Harold Percival Himsworth)爵士提出 1 型糖尿病和 2 型糖尿病的区别。

🔍 1947 年,美国生物化学家卡尔·斐迪南·科里(Carl Ferdinand Cori)及其妻子格蒂·特蕾莎·科里(Gerty Theresa Cori)发现糖代谢中的酶促反应和阿根廷生理学家贝尔纳多·奥赛(Bernardo Houssay)发现垂体前叶激素对糖代谢的作用荣获诺贝尔生理学或医学奖。

🔍 1955 年,英国生化学家弗雷德里克·桑格教授确定胰岛素氨基酸排序,荣获 1958 年诺贝尔化学奖。

🔍 1960 年,美国化学家罗萨林·耶鲁(Rosalyn Yalow)和所罗门·伯森(Solomon Berson)创立放射性同位素体外免疫分析法首先用于糖尿病患者血浆胰岛素测定,1977 年荣获诺贝尔生理学和医学奖。

🔍 1969 年,英国化学家多萝西·克劳福特·霍奇金(Dorothy Crowfoot Hodgkin)发现胰岛素三维空间结构。

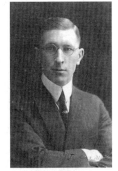

科学家班廷医生

09. 您知道我国哪些历史名人患糖尿病吗？

有人说，糖尿病是个"富贵病"，即经济和生活条件好的人容易患糖尿病。据记载，我国历史上，汉武帝（公元前156—公元前87）、隋炀帝（569—618年）、韩愈（768—824年）、苏东坡（1037—1101年）都患有糖尿病。近代史上，慈禧太后（1835—1908年）、胡适（1891—1962年）、梁实秋（1903—1987年）、蒋经国（1910—1988年）、朱德（1886—1976年）、贺龙（1896—1969年）、刘少奇（1898—1969年）、邓颖超（1904—1992年）、华国锋（1921—2008年）等患有糖尿病。由于中医最早将糖尿病称为"消渴症"，也可能还会漏掉许多真正患有糖尿病的历史名人。

10. 您知道胰岛素泵是怎样发明的吗？

🔍 1949年，经美国糖尿病协会设计和批准，美国BD（Becton Dickinson）公司开始生产标准化胰岛素注射器，以减少因注射所致血糖浓度波动。

🔍 1960年，美国洛杉矶阿诺尔·卡迪什（Arnoldkadish）博士发明闭路式连续静脉输注胰岛素装置，此为胰岛素泵雏形。因其体积较大，仅短期（约1周）用于控制糖尿病酮症酸中毒和全胰切除糖尿病患者血糖。

🔍 1978年，皮卡普（Pickup）制造出具有胰岛素贮存器、马达、电池、胰岛素剂量选择和输入系统便携式胰岛素泵,胰岛素贮存器可置于腹部皮下,数周更换 1 次。

🔍 1979 年,索卡勒(Sukalac)生产出开放式胰岛素泵。

🔍 1980 年,制成 MiniMed 胰岛素泵。

🔍 20 世纪 90 年代,生产出的便携式胰岛素泵为糖尿病患者血糖控制提供最佳帮助。

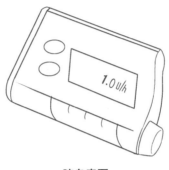

胰岛素泵

11. 您知道快速血糖测定仪的发明史吗?

🔍 1965 年,拜尔公司下属 Ames 美国公司汤姆·克莱曼斯(Tom Clemens)发明一种血糖测定仪 Dextrostix,采集患者一滴血滴在试纸上,1 分钟后即可定量测出血糖浓度。

🔍 1970 年,Ames 公司将 Dextrostix 改进为反射测光法。

🔍 1971 年,汤姆·克莱曼斯获得美国第一个血糖仪专利。1986 年,美国雅培公司开发第一台电化学法血糖仪 ExactechPen。

🔍 1987 年,强生 Lifescan 公司的血糖仪 One Touch 无需

静脉采血即能迅速测定血糖。随着技术不断提高,血糖仪小巧玲珑,只需不足 1 微升血即可在 5 秒钟内测出血糖浓度,是急诊临床最常用的床旁检测技术。

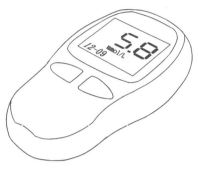

血糖测定仪

12. 世界糖尿病日和联合国糖尿病日是哪天?

世界糖尿病日是为纪念胰岛素发现者,对糖尿病患者做出重大贡献的加拿大著名医学家、生理学家、外科医师和诺贝尔生理学或医学奖获得者班廷而设立的。班廷于 1891 年 11 月 14 日生于加拿大安大略省阿利斯顿,1941 年 2 月 21 日因飞机失事卒于纽芬兰。1991 年,世界卫生组织和国际糖尿病联盟决定把班廷的生日 11 月 14 日定为世界糖尿病日,旨在唤起政府、媒体及公众对糖尿病防治工作的关注,使全球糖尿病患者永远将他的名字牢记在心中。

2006 年底,联合国通过决议,从 2007 年起"世界糖尿病日"改为"联合国糖尿病日",将世界专家和学者的学术行为上升为各国政府行为,促使各国政府和社会各界加强对糖尿病的控制,减少糖尿病的危害。

2007 年 11 月 14 日是首届联合国糖尿病日,主题为"糖尿病与儿童青少年"。

world diabetes day
14 Nov
世界糖尿病日 11月14日
世界糖尿病日标志

13. 妊娠糖尿病是谁最早发现的？

1824 年,德国贝内维茨首先报道一例妇女连续三次妊娠反复出现烦渴和糖尿,每 200ml 尿液内含糖高达 60 克。其中一个婴儿体重为 5.5 公斤。1846 年,列韦又报道一例类似病例。

14. 您知道糖尿病五驾马车理论是谁提出的吗？

20 世纪 20 年代中期,美国糖尿病学家乔斯林提出治疗糖

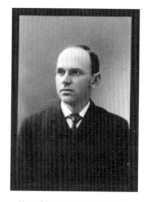

美国糖尿病学家乔斯林

尿病五驾马车理论的雏形,其内容包括饮食疗法、胰岛素疗法及运动疗法。后来增添对糖尿病患者的健康教育和病情监测,继而形成糖尿病的五驾马车理论。2017 年版中华医学会糖尿病学分会结合《中国 2 型糖尿病防治指南》提出"新五驾马车",即降压、调脂、抗血小板、减轻肥胖和控制血糖,为防治糖尿病并发症提供了依据。

糖尿病治疗

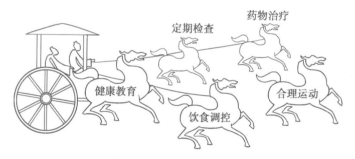

二、糖尿病基础知识篇

01. 为什么糖尿病患者应学点糖尿病相关知识？

糖尿病是一种以糖代谢紊乱为主要表现的慢性终身性疾病，一旦发病，需终身治疗，并且目前尚无根治办法。因此，学习糖尿病相关知识有助于您的糖尿病治疗和保健。您了解糖尿病相关知识后，有助于您与医生的交流，达到心有灵犀一点通，有助于提高对糖尿病的自我管理能力，纠正不良生活方式和习惯，对饮食、运动、心理及用药等方面能主动自觉地进行自我调节，尽快控制病情，减少和延缓并发症发生，从而提高您的生活质量。

02. 糖尿病中的"糖"字代表了什么？

糖尿病中的"糖"字是指糖尿病患者血或尿中所含的葡萄糖。糖尿病是以葡萄糖代谢紊乱为主的疾病，血糖浓度持续超过正常血糖浓度的上限。糖尿病诊断需以血糖浓度为依据。治疗上应积极控制饮食中糖的摄入，通过运动增加血糖的消耗，必要时应用降糖药使血糖浓度达标。持续血糖浓度升高会引起多种糖尿病并发症。因此，糖尿病的发病、诊断、治疗和预后都离不开一个"糖"字。

03. 什么是碳水化合物？

我们每天摄入的食物主要是碳水化合物，它是由碳、氢、氧元素构成，所含氢氧比例与水一样，为 2∶1，故称碳水化合物。碳水化合物是机体的重要能量来源。它除葡萄糖外，尚包括果糖、半乳糖、蔗糖（红糖、白糖、砂糖、黄糖）、麦芽糖、乳糖、淀粉、纤维素、糊精和糖原等。

04. 葡萄糖对人体有什么作用？

葡萄糖是人体活动的主要能量来源，犹如汽油对汽车的作用那样。人体各组织器官新陈代谢所需要的能量基本都源于葡萄糖代谢。1 克葡萄糖能产生大约 4 千卡热能。归纳起来，葡萄糖对人体的作用有：

①为身体生命活动提供能量。大约 70% 的人体活动能量由葡萄糖提供，特别是其为大脑功能活动的唯一能量来源；

②是构成人体组织的重要原料。由糖和核糖蛋白组成的核糖核酸和脱氧核糖核酸是细胞的重要成分，人体各个组织和器官无不含有葡萄糖成分，如肝脏、肌肉、神经、骨骼及血液等；

③肝糖原能促进肝脏代谢、有助于肝脏解毒、增强肝脏再生能力及免疫功能等；

④热能不足时，糖类作为能量物质防止脂肪和蛋白质分解。

05. 您知道体内葡萄糖的代谢途径吗?

体内葡萄糖通过以下几种代谢途径才能变成身体所需要的物质:

①糖酵解:是葡萄糖或糖原无氧代谢途径,最后生成丙酮酸和乳酸。产生的丙酮酸和乳酸过多时,发生代谢性酸中毒;

②磷酸己糖旁路:为需氧代谢途径,所产生的 5- 磷酸核糖是合成核糖的原料;

③糖原合成和分解:机体各组织都能利用葡萄糖合成糖原,肝糖原和肌糖原储存最多,脑糖原储存很少。肝脏具有丰富的 6- 磷酸葡萄糖酶,能将糖原分解成 6- 磷酸葡萄糖再转变为葡萄

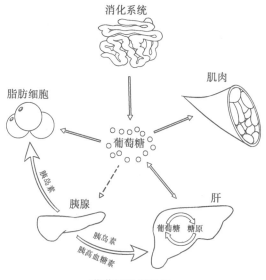

葡萄糖代谢途径

糖入血,调节和维持血糖浓度。肌细胞无 6- 磷酸葡萄糖酶,肌糖原不能转变为葡萄糖,肌糖原氧化供能仅为肌肉本身活动所用;

④糖醛酸途径:生成 5- 磷酸戊酮糖,中间产物葡萄糖醛酸是黏多糖重要组成成分,有助于肝脏解毒;

⑤三羧酸循环和氧化磷酸化:是葡萄糖完全氧化以三磷酸腺苷形式储存能量,是糖、脂肪和蛋白质代谢的连接点;

⑥糖异生:由非糖物质氨基酸、脂肪酸生成葡萄糖或糖原。

06. 您知道不同浓度血糖所代表的含义吗?

血糖是指血液中的葡萄糖(简称血糖)。血糖可由动脉、静脉或毛细血管获取标本测得。毛细血管血糖为全血血糖,尚有血浆血糖和血清血糖。我们通常所说的血糖是指静脉血浆血糖。健康人空腹血糖浓度参考值为 3.9~6.0mmol/L(葡萄糖氧化酶法)。空腹血糖浓度≥6.1mmol/L 称高血糖,血糖浓度≤2.8mmol/L 为低血糖。糖尿病患者血糖浓度≤3.9mmol/L 为低血糖。正常情况下,血糖浓度相对恒定。血糖浓度是反映机体代谢状况的一项重要指标。血糖浓度超过肾糖阈时,尿中出现尿糖。医生常通过血糖或尿糖检测进行诊断、治疗及观察病情变化。

07. 您知道血糖在体内有什么作用吗?

碳水化合物食物经胃肠道消化形成葡萄糖被小肠黏膜吸收

入血即为血糖。血葡萄糖首先作为身体组织和细胞新陈代谢所需要的能量（其他从肠道吸收的单糖，如甘露糖、果糖和半乳糖需经肝脏转变为葡萄糖后才能利用），一部分经门静脉血到肝脏转化为肝糖原储存，部分以肌糖原（只占肌肉重量的 1%~2%）形式储存，再者可转化为脂肪储存。血中葡萄糖多通过弥散方式进入细胞内，只有在胰岛素作用下才能进入脂肪和肌肉组织细胞。

08. 人体在饥饿状态下如何维持正常血糖浓度？

血糖浓度主要靠碳水化合物食物经胃肠道转变为葡萄糖吸收或肝糖原分解、肝糖异生或肌糖原分解转变的葡萄糖入血维持。短时间饥饿时，首先是肝糖原分解，其次是动员脂肪分解转变成葡萄糖入血以维持血糖浓度。长时间饥饿时，肝糖原已耗尽，此时需通过糖异生途径转变来的葡萄糖维持血糖浓度。实验证明，禁食 12~24 小时后，肝糖原已耗尽，糖异生成为血糖的主要来源。糖异生的主要原料是来自肌蛋白分解的氨基酸。

09. 什么是糖异生？

人体将多种非糖物质（乳酸、甘油、丙酮酸和生糖氨基酸等）转变成葡萄糖或糖原的过程称为糖异生。在生理状态下，肝脏是糖异生的主要器官，占异生糖总量 80%~90%，肾脏异生糖量占 10%~20%。处于长期饥饿状态时,肾糖异生能力则可大为增强。糖异生的重要作用是保证饥饿状态下血糖浓度的相对稳定。

10. 什么是生糖氨基酸?

生糖氨基酸是能通过代谢转变成葡萄糖的氨基酸,包括丙氨酸、精氨酸、天冬酰胺、天冬氨酸(即天门冬氨酸)、半胱氨酸、谷氨酸、谷氨酰胺、甘氨酸、组氨酸、甲硫氨酸(又称蛋氨酸)、脯氨酸、丝氨酸、苏氨酸、异亮氨酸、缬氨酸等 15 种。苏氨酸、异亮氨酸、色氨酸、苯丙氨酸和酪氨酸为生糖兼生酮氨基酸。苯丙氨酸和酪氨酸这两种氨基酸既能生酮,又能生糖。亮氨酸、赖氨酸为生酮氨基酸。

11. 为什么血糖要处于相对稳定状态?

血糖浓度可波动于 3.89~6.11mmol/L。即使饥饿数周,血糖浓度也能维持在 3.40mmol/L 左右,这对保证某些主要依赖葡萄糖供能的组织器官具有重要意义:正常人每天夜间 8~10 小时处于睡眠状态时,脑消耗葡萄糖约 125 克,肌肉消耗约 50 克,血细胞等约消耗 50 克,这几种组织共消耗葡萄糖约 225 克。体内贮存可供利用的糖约 150 克,肝糖原贮存的葡萄糖量维持血糖浓度最多不超过 12 小时。肌糖原仅供本身氧化供能。

12. 血糖浓度升高时如何调节？

血糖浓度升高时，首先刺激胰岛β细胞分泌更多胰岛素入血，使血葡萄糖转变为糖原和脂肪酸储存起来，同时抑制脂肪、氨基酸向葡萄糖转变，进而使血糖浓度维持在正常范围。与此同时，血糖浓度升高反射性引起下丘脑血糖调节中枢兴奋，刺激胰岛β细胞分泌更多胰岛素入血降低血糖浓度。以上两种调节方式同时进行。

13. 哪些因素能影响糖的消化和吸收？

食物中营养素的种类和含量比影响糖类吸收；胃蠕动功能及幽门括约肌功能影响糖类进入小肠速度和糖类消化及吸收；小肠功能也影响糖类吸收。肠炎腹泻时，肠蠕动增强，糖类在小肠内停留时间短，吸收不良；胰腺损伤引起淀粉酶分泌障碍；内分泌腺功能状态（脑垂体前叶分泌的促甲状腺激素和促肾上腺皮质激素、肾上腺和甲状腺功能状态）间接影响糖的吸收。

14. 什么是肾糖阈？

肾脏是人体重要排泄器官，它能将血液内许多体内代谢废物随尿排出体外。但是,尿液也能排出极微量葡萄糖,一般方法不易检出,所以正常人尿糖阴性。当血糖浓度超过 8.89~10mmol/L(160~180mg/dl)时,近端肾小管对葡萄糖不能完全重吸收,于是出现糖尿。能引起糖尿出现的最低血糖浓度称为肾糖阈。血糖浓度低于肾糖阈时,不出现糖尿;大于肾糖阈时出现糖尿。有时,老年糖尿病患者血糖浓度超过 10.08mmol/L 甚至达到 13.00~16.80mmol/L(250~300mg/dl)也不出现糖尿,是因肾糖阈升高。

❤ 重要提示

妊娠妇女和肾性糖尿病患者肾糖阈常常降低,即使血糖浓度正常也可出现糖尿。

---

15. 您知道调节血糖浓度的几种激素吗?

保持体内血糖稳定因素有许多,但调节血糖浓度的激素有以下几种:

🌸 **降血糖激素**:主要是胰岛素,它促使葡萄糖通过肌肉和脂肪组织的细胞膜,增加肝和横纹肌中糖原的储存,促使脂肪的生成,抑制脂肪的分解,促使氨基酸合成蛋白质,抑制糖异生作用和糖原分解。

🌸 **升血糖激素**:有生长激素、糖皮质激素、甲状腺素、肾上腺素、胰高血糖素等。生长激素能提高胰岛组织对刺激的敏感性,增加胰岛素分泌。糖皮质激素通过促进糖异生,有升血糖作用。甲状腺素、肾上腺素和胰高血糖素使糖原分解升高血糖浓度。肾上腺素还有抑制胰腺释放胰岛素作用。

16. 什么是血糖指数?

　　🌿 血糖指数又名血糖生成指数或升糖指数。它是指摄入 50 克碳水化合物食物与相同量葡萄糖相比餐后 2 小时血糖升高的速度和程度的能力。血糖指数也可认为是指摄入一定量含糖食物能使血糖浓度升高的相对能力。

　　🌿 血糖指数 =(摄入含 50 克碳水化合物食物 2 小时血糖浓度 / 摄入 50 克葡萄糖 2 小时血糖浓度)× 100%。

　　🌿 血糖指数是衡量摄入同等量食物引起餐后血糖浓度升高程度的一项生理学参数,能准确反映食物摄入后人体的生理状态。1981 年,加拿大内科医生詹金斯(Jenkins)等学者首次提出以血糖指数作为含糖类食物分类的生理学基础。含相同数量糖的不同类食物,消化吸收率和血糖浓度升高速度不同。摄入血糖指数高的食物后血糖浓度升高达峰值速度快,摄入血糖指数低的食物时血糖浓度升高达峰值速度慢。

　　🌿 通常将葡萄糖的血糖指数定为 100。血糖指数在 55 以下时为血糖指数低的食物,血糖指数介于 55~75 为中等血糖指数食物;血糖指数 >75 为血糖指数高的食物。血糖指数对于指导科学饮食及控制身体营养平衡方面具有重要意义。根据食物血糖指数合理安排膳食,能够据情调节和控制血糖浓度。血糖指数低的食物适用于肥胖和糖尿病患者。血糖指数高的食物可用于低血糖和营养不良患者。

17. 什么是升糖负荷？

摄食大量升糖指数高的碳水化合物食物即会加重升糖负荷。升糖负荷＝食物中碳水化合物含量（克）× 升糖指数 /100。升糖负荷也要把食物分量考虑进来。西瓜升糖指数为 72，虽高，但其升糖负荷低（每 100 克西瓜升糖负荷为 3.6）。世界卫生组织推荐低升糖指数、低升糖负荷食物为主的饮食。

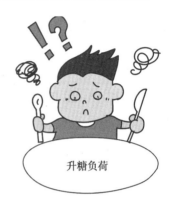

升糖负荷

一种水果对餐后血糖影响是由其升糖指数和含糖量多寡共同决定的。

18. 您知道蔗糖与葡萄糖及果糖的区别吗？

蔗糖是由一分子葡萄糖和果糖脱水缩合而成的双糖，经蔗糖酶催化分解为葡萄糖和果糖吸收入血。葡萄糖与果糖是同分异构体，葡萄糖是多羟基醛糖，果糖是多羟基酮糖。葡萄糖及果糖是单糖可直接由小肠吸收入血。葡萄糖吸收入血后使血糖浓度升高，刺激胰岛素分泌，尚能产生饱感及反馈性抑制食欲，除代谢供能外，多余部分转变成脂肪储存；果糖吸收入血后不能直

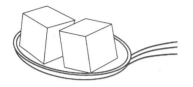

接升高血糖浓度,不刺激胰岛素分泌和不产生饱腹感,因口感好,容易多食,引起腹内脂肪堆积、肝脂肪含量增加,引起低密度胆固醇和甘油三酯浓度升高,发生肥胖等。蔗糖、葡萄糖及果糖甜味比例分别为 5∶4∶9。

19. 您知道乳糖与半乳糖有什么区别?

🌿 乳糖是哺乳动物乳汁中的双糖,由一分子葡萄糖和一分子半乳糖构成。人母乳含乳糖 5%~8%,牛乳含乳糖 4.6%~4.7%。乳糖甜度为蔗糖的 20%。正常情况下,乳糖不能直接吸收,需在肠道水解成半乳糖和葡萄糖后经肠黏膜吸收,吸收后在肝细胞内生成 1-磷酸葡萄糖进入葡萄糖代谢途径。哺乳婴儿所需能量 20% 来自乳汁中的乳糖。乳糖是儿童生长发育的主要营养素。乳糖用作婴儿食品及药品的甜味剂和赋形剂。

🌿 半乳糖是乳汁中乳糖的组成成分,是肠道吸收最快的单糖。半乳糖甜度较乳糖为低。肝脏能在半小时内将血内 50% 半乳糖转化为葡萄糖。半乳糖是脑神经脑苷脂的成分,与新生儿脑的迅速生长发育密切相关。

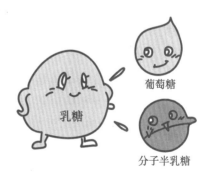

葡萄糖

乳糖

分子半乳糖

20. 什么是低聚糖？

低聚糖是通过糖苷键将 2~4 个单糖连接而成的双糖，包括功能性低聚糖和普通低聚糖。低聚糖主要有两类：

🌸 低聚麦芽糖：甜度低、易消化、渗透性低，能延长供能时间，增强机体耐力，抗疲劳等。应用低聚糖可使耐力和供能力增加 30% 以上。

🌸 低聚异麦芽糖：此类低聚糖在结肠能刺激双歧杆菌增殖，有效促进双歧杆菌生长繁殖，抑制腐败菌生长。长期食用可减缓衰老、通便、抑菌、防癌、抗癌、减轻肝脏负担，增加钙、铁及锌离子吸收，改善乳制品中乳糖消化及脂质代谢。

21. 低聚糖有哪些作用？怎样获取低聚糖？

低聚糖的作用有：

①人体不能消化分解和吸收低聚糖，因此摄入后不增加血糖浓度，可用于糖尿病患者；

②广泛用于制作食品和保健食品的原料；

③低聚糖能降低血胆固醇和甘油三酯浓度；

④低聚糖能降低结肠内 pH 值，有利于双歧杆菌等有益菌增殖，抑制肠内有害菌生长，防治便秘；

⑤增加维生素合成，提高人体免疫功能；

⑥能预防龋齿。广泛用于食品、饮料、保健品、饲料添加剂

或医药等领域,是替代蔗糖的新型功能性糖源。

低聚糖可从天然食物(如大蒜、洋葱、牛蒡、芦笋、豆类及蜂蜜等)萃取而来,也可利用淀粉及双糖(如蔗糖等)通过生化和酶反应技术合成。功能性低聚糖有低聚异麦芽糖、低聚果糖及低聚乳果糖。

22. 低聚乳糖和低聚半乳糖有何区别？

低聚乳糖(或称寡糖)是淀粉通过酶催化生成的新型淀粉糖。低聚半乳糖具有天然性的功能性低聚糖,其分子结构是在半乳糖或葡萄糖分子上连接 1~7 个半乳糖基。人母乳中含低聚半乳糖量较动物乳汁多,甜度为蔗糖的 20%~40%。

23. 您知道脂肪的正确概念吗？

对于糖尿病患者,经常提到饮食脂肪摄入和血脂问题。因此,糖尿病患者应对脂肪概念有个基本了解。饮食中的脂肪大致分为两种:饱和脂肪酸和不饱和脂肪酸。牛肉、猪肉、乳制品等动物性脂肪的饱和脂肪酸含量较多。植物脂肪多为不饱和脂肪酸,不饱和脂肪酸又分为单不饱和脂肪酸和多不饱和脂肪酸。大多数人都缺乏 ω-3 系列不饱和脂肪酸(简称 ω-3)和 ω-6 系列不饱和脂肪酸(简称 ω-6)两类。ω-3 在大马哈鱼、沙丁鱼等鱼油中含量较多。玉米油、芝麻油等植物油主要成分——亚

油酸属于 ω-6。饱和脂肪酸尚能在体内合成。ω-3 和 ω-6 不能在体内生成，必须从饮食获取，它们对于细胞膜功能起有重要作用。

24. 什么是人体必需脂肪酸？必需脂肪酸对人体有何作用？

人体生长发育必不可少、自身不能合成、必需从食物中摄取的脂肪酸称必需脂肪酸。人体每日至少摄入 2.2~4.4 克。对于人体而言，必需脂肪酸就是多不饱和脂肪酸。人体必需的两种多不饱和脂肪酸为必需脂肪酸 ω-6 系列的亚油酸和 ω-3 系列的亚麻酸。不饱和脂肪酸分单不饱和脂肪酸和多不饱和脂肪酸两种。食物脂肪中，单不饱和脂肪酸有油酸等，多不饱和脂肪酸有亚油酸、亚麻酸、花生四烯酸等。1923 年，发现 ω-6 系列亚油酸和 ω-3 系列亚麻酸两种必需脂肪酸时称为维生素 F，1930 年改名为必需脂肪酸。亚油酸更为重要，它可替代和节约亚麻酸。

必需脂肪酸有以下生理功能：

①能防止水分流失和滋润皮肤细胞，维持细胞正常生理功能；

②降低血中胆固醇和甘油三酯；

③是合成体内前列腺素、血栓素及白三烯等的原料；

④有改善血液微循环的作用；

⑤是磷脂的重要组成部分，有助于提高脑细胞活性，增强记忆力和思维能力；

⑥维持正常视觉功能；

⑦ω-3 多不饱和脂肪酸有调节免疫功能的作用。必需脂肪

酸缺乏可引起生长迟缓、生殖障碍、皮肤损伤等疾病。

25. 多不饱和脂肪酸对糖尿病患者有益吗？

多不饱和脂肪酸通过调节炎性因子分泌和基因表达来调控血脂异常、肥胖和糖尿病患者脂质代谢紊乱，改善糖尿病患者胰岛素抵抗状态。膳食中多不饱和脂肪酸 ω-6 或 ω-3 摄入比值有助于改善血脂代谢紊乱，预防糖尿病患者动脉粥样硬化的发生。核桃油、花生油、大豆油、茶油、橄榄油、芥花籽油、红花籽油、葵花籽油和玉米油中富含多不饱和脂肪酸，核桃油含不饱和脂肪酸高达 92% 以上。

26. 什么是人体必需氨基酸？

机体生长发育必不可少、自身不能合成、必需从食物中摄取的氨基酸称必需氨基酸。成年人必需氨基酸包括赖氨酸、色氨酸、苯丙氨酸、甲硫氨酸、苏氨酸、异亮氨酸、亮氨酸和缬氨酸八种。组氨酸为婴儿生长发育的必需氨基酸；精氨酸、胱氨酸、酪氨酸、牛磺酸为早产儿必需的氨基酸。饮食中缺少上述氨基酸可影响健康。亮氨酸可促进胰岛素分泌。肥胖患者血缬氨酸、亮氨酸、异亮氨酸、甲硫氨酸、苯丙氨酸及非必需氨基酸精氨酸、酪氨酸、丙氨酸等浓度明显升高，血甘氨酸浓度明显降低。

27. 动物蛋白与植物蛋白的区别是什么？

　　人体摄入的蛋白质可分为植物蛋白和动物蛋白。

🌱 植物蛋白是指豆类、小麦（面粉）和大米中所含的蛋白，大豆种子含有的植物蛋白高达40%。飞禽、走兽及海鲜的肉中所含的蛋白称为动物蛋白，包括奶制品和禽蛋中所含的蛋白。植物蛋白和动物蛋白在氨基酸数量和组成上有区别。

🌱 动物蛋白较植物蛋白易消化和吸收，更有益于人体营养，其蛋白质种类、结构和数量与人体蛋白更近似，都含有人体必需的8种氨基酸（特别是蛋制品和奶制品）。因此，动物蛋白较植物蛋白营养价值高。此外，植物蛋白缺乏免疫球蛋白，谷类中相对缺乏赖氨酸等。

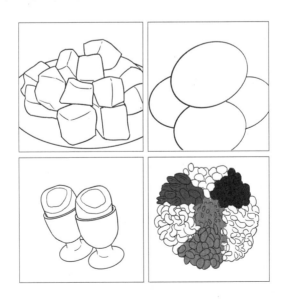

28. 您知道胰腺胰岛的构成吗？

🌿 在人体胃后方，有一个横置于第 1~2 腰椎前方由后腹膜覆盖、状似狗舌或胡萝卜样腺体即胰腺，它具有内、外分泌腺的结构和功能。内分泌腺分泌胰岛素和胰高血糖素等，外分泌腺分泌胰淀粉酶、胰蛋白酶和胰脂肪酶帮助消化和吸收食物中三大营养素糖、蛋白质和脂肪。

🌿 1869 年德国病理学家保罗·兰格尔翰斯（Paul Langerhans）发现胰腺组织内有与外分泌腺无关的细胞团（当时认为是神经细胞），狗摘除胰腺后可发生糖尿病。1893 年，埃多纳德·拉格斯（Edouard Laguesse）将保罗·兰格尔翰斯发现的胰腺内有内分泌功能的细胞团命名为朗格汉斯岛或胰岛。

🌿 胰腺内约有 100 万 ~200 万个胰岛，每个胰岛直径 20~300μm，总体积约占胰腺体积的 1.5%~2%。胰岛至少由 4 种细胞构成：

● β 细胞位于胰岛核心，约占胰岛细胞的 60%~80%，胰岛素就是由胰岛 β 细胞分泌的。β 细胞还能分泌胰淀素，胰淀素沉积可导致 2 型糖尿病发生和发展；

● α 细胞分散在 δ 细胞间，约占胰岛细胞的 15%~25%，分泌胰高血糖素；

● δ 细胞位于 β 细胞外围，约占胰岛细胞总数的 6%~15%，分泌生长抑素；

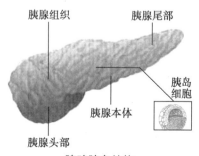

胰腺胰岛结构

● PP 细胞主要分布在胰头和胰尾部的胰岛边缘,散在 δ 细胞间,不足胰岛细胞的 1%,分泌胰多肽。

29. 您知道体内胰岛素是怎样生成的呢？

胰岛素是在胰腺胰岛 β 细胞中生成的。在胰岛 β 细胞细胞质内质网首先生成具有 109 个氨基酸分子量为 11 500 的前胰岛素原,前胰岛素原经蛋白酶水解作用脱去其前肽 23 个氨基酸,生成 86 个氨基酸分子量为 9000 的单链胰岛素原,然后随细胞质中微泡进入高尔基体。胰岛素原在胰岛 β 细胞高尔基复合体内形成 β 颗粒,β 颗粒成熟后,约 95% 胰岛素原再经蛋白酶水解作用脱去 4 个碱基氨基酸,分解成等分子的胰岛素和无活性 C 肽(31 个氨基酸,分子量 3201)。未经蛋白酶水解的小部分胰岛素原及剩余的中间产物——裂解胰岛素原也随胰岛素和 C 肽入血。从胰岛 β 细胞 β 颗粒形成到胰岛素分泌大约需要 1 小时。胰岛 β 细胞储备约 200U 胰岛素,每天分泌胰岛素 25~50U(平均 40U)入血。

成年人空腹胰岛素参考正常值:3.0~24.9mU/L,半衰期为 3~8 分钟;胰岛素原生物学活性只有胰岛素的 5%,半衰期为 18~20 分钟。

30. 您知道健康人胰岛素分泌有什么特点吗？

健康人胰岛 β 细胞胰岛素分泌受血糖浓度影响,空腹胰岛素分泌速度约 0.5U/ 小时。空腹血糖浓度高于 5.6mmol/L 即可刺激胰岛 β 细胞储存的胰岛素释放。禁食时间较长时,空腹胰岛素分泌即停止。此时,肝糖原分解成葡萄糖入血,维持空腹血糖浓度。

通常,在外源性葡萄糖刺激下胰岛素呈现双相分泌特征:

🌿 早相(或第一时相)胰岛素分泌:进餐后,血糖浓度高于 5.6mmol/L 即可刺激胰岛素分泌,在 1~5 分钟内门脉血胰岛素浓度达峰值,可为空腹血胰岛素浓度的 5~10 倍。血糖介于 5.6~17mmol/L 时,胰岛素分泌速度明显加快。此时分泌的胰岛素主要源于胰岛 β 细胞近膜内侧成熟分泌颗粒的胰岛素。此类成熟分泌颗粒数量有限,血浆胰岛素浓度仅能持续 5~10 分钟,此后血胰岛素浓度迅速下降 50%。大约 15 分钟内早相分泌结束。此阶段是评价胰岛 β 细胞功能的较好指标,对维持血糖动态平衡甚为重要。

🌿 延迟分泌相:餐后 15 分钟血糖浓度仍不下降时即会刺激胰岛 β 细胞增生,加速胰岛素合成和分泌,2~3 小时血胰岛素浓度达高峰,持续 1 小时以上。胰岛素的生物合成速度受血浆葡萄糖浓度的影响,血糖浓度升高时,β 细胞中胰岛素原含量增加,胰岛素合成加速。

31. 您知道 2 型糖尿病患者胰岛素 分泌有什么特点吗?

🌿 英国曼彻斯特大学研究发现,大鼠胰腺胰岛 β 细胞乳酸排放速度决定胰岛素分泌速度。正常情况下,血糖浓度升高,胰岛 β 细胞胰岛素原生成量增加,胰岛素分泌增多。这是因为健康人血液流变学良好,餐后胰岛 β 细胞能迅速获得较多葡萄糖,乳酸产生速度加快,排放量明显增多,血胰岛素分泌速度急剧上升,60 分钟内血胰岛素浓度即会达到糖尿病患者浓度的3 倍左右。

🌸 但是,上述研究结果无法解释糖尿病患者胰岛素分泌的规律:2 型糖尿病患者空腹血胰岛素浓度较健康人约高 10%;餐后 90 分钟内,患者血胰岛素浓度上升速度明显减慢。这是因为 2 型糖尿病患者血液黏稠度增加,红细胞携氧能力差,餐后携氧能力变化速度降低。餐后短时间内,糖尿病患者胰岛 β 细胞内乳酸浓度增加量减缓。长时间大量无氧酵解,胰岛 β 细胞组织间液乳酸浓度明显升高,严重影响乳酸排放。随着病程延长及病情加重,胰岛 β 细胞损伤严重,数量逐渐减少。胰岛 β 细胞数目丧失 85% 以上时,胰岛细胞功能衰竭,最终也需胰岛素替代治疗。

32. 您知道体内胰岛素有什么生理作用吗?

胰岛素是机体内唯一降低血糖的激素,也是唯一能促进人体营养物质(糖、蛋白质和脂肪)合成和储存的激素。胰岛素的生理作用概括以下几方面:

①糖代谢作用:胰岛素促进肝脏对糖摄取、肝糖原和肌糖原合成贮存、肌肉组织对糖的利用。抑制肝糖原分解为葡萄糖,减少糖异生。促进全身组织对葡萄糖摄取利用,维持血糖浓度的稳定;

②蛋白质代谢作用:促进蛋白质合成,阻止蛋白质分解和生糖作用,有助于生长。生长激素的作用必须有胰岛素参与才能

发挥；

③脂肪代谢作用：促进脂肪合成和贮存，抑制脂肪分解和葡萄糖生成，促进葡萄糖利用，抑制酮体生成。胰岛素缺乏可引起血脂升高，酮体生成，出现酮症酸中毒；

④对电解质作用：胰岛素能促进细胞外钾和镁离子进入细胞内，维持体内环境稳定。

33. 胰岛素是如何发挥治疗作用的？

胰岛素本身并不能直接发挥生物学活性，需要与体内靶器官的靶细胞膜上一种特定效应位点结合后才能发挥生理作用，这种特殊位点被称为"胰岛素受体"。胰岛素与胰岛素受体的关系可比喻为钥匙与锁头的关系。胰岛素像一把钥匙，只能与相关细胞上胰岛素受体结合后才有可能发挥作用。如果胰岛素这把钥匙损毁（胰岛素分泌量不足、缺乏）或胰岛素受体这把锁头发生故障（受体数目减少、缺陷、敏感性降低或不敏感）时，两者就不能正常结合，胰岛素就不能正常发挥作用。血中葡萄糖无法进入细胞内进行正常代谢，就会引起血糖升高、尿糖出现及全身代谢紊乱，就是我们所说的发生了糖尿病。

34. 动物胰岛素与人胰岛素结构有何不同？

动物胰岛素与人胰岛素都含有 51 个氨基酸，主要区别在于结构上氨基酸序列不同。人胰岛素（分子量 5808）含 A 和 B 肽链，A 链含 11 种 21 个氨基酸，B 链含 15 种 30 个氨基酸，A 与 B 链间由 2 个胱氨酸二硫键连接。猪胰岛素（分子量 5807.69）与人胰岛素结构中只有 1 个氨基酸不同，即猪胰岛素 B 链羧基端为丙氨酸，人为苏氨酸；牛胰岛素（分子量 5733.53）与人胰岛素结构中有 3 个氨基酸不同，即牛胰岛素 A 链第 8 位和第 10 位分别为丙氨酸和缬氨酸，人分别为苏氨酸和异亮氨酸，牛胰岛素 B 链第 30 位为丙氨酸，人为苏氨酸。由于动物胰岛素与人胰岛素结构上的差异，使得前者较后者用量较大且疗效差，并容易产生胰岛素抗体和过敏反应。

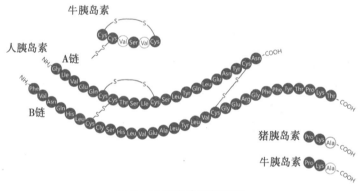

动物与人胰岛素结构不同

35. 胰岛素的靶器官有哪些？

胰岛素作用的器官称之为胰岛素靶器官。胰岛素靶器官主要包括肝、肌肉和脂肪组织，调节体内糖、蛋白质、脂肪三大营养物质代谢,尚作用于肺、肾、血液和睾丸细胞等。

36. 您知道胰高血糖素是怎样 分泌的吗？

🌸 胰岛 α 细胞产生胰高血糖素。正常情况下,胰岛素和胰高血糖素分泌维持正常的比值。胰岛 α 细胞内三磷酸腺苷和一磷酸腺苷储存量比值决定胰高血糖素分泌,即胰岛 α 细胞内三磷酸腺苷/一磷酸腺苷值变小会刺激胰高血糖素分泌。

🌸 在胰岛细胞处于缺氧状态时,就会导致胰岛 α 细胞内三磷酸腺苷/一磷酸腺苷值变小,胰高血糖素分泌增多。随着血液流变学恶化,胰岛细胞就会缺氧,长期缺氧会导致胰岛 β 细胞对血糖变化应变性降低,胰岛素分泌延迟或减少,血糖浓度持续升高。继而,高糖血又会加重血液流变学恶化,形成恶性循环,胰岛细胞持续严重缺氧,导致胰岛细胞内三磷酸腺苷含量减少,一磷酸腺苷含量增多,三磷酸腺苷/一磷酸腺苷值变小,胰高血糖素分泌持续增加结果导致糖尿病。

37. 胰岛素与胰高血糖素有什么关系？

🌸 胰岛素与胰高血糖素分别由胰岛中的 β 和 α 细胞分泌。胰岛素降低血糖,胰高血糖素升高血糖,两者生理作用相反,有相互拮抗作用,是矛盾的统一体,是维持血糖正常浓度的两种重要激素。

🌸 血糖浓度过高时,胰岛素分泌增多,使血糖浓度降低。血糖浓度过低时,胰高血糖素分泌增多,使血糖浓度升高。在血糖平衡调节中,胰岛素分泌量增加会抑制胰高血糖素分泌,胰高血糖素分泌则会促进胰岛素分泌。胰岛素在降低血糖浓度的同时能促进机体合成代谢,对调节体内糖、脂肪、蛋白质等能量物质代谢发挥有重要作用。胰高血糖素在升高血糖的同时能提高心肌兴奋性、促进脂肪分解和酮体生成、促进糖原分解及抑制糖异生、促进胆汁和胃液分泌。

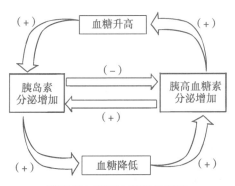

胰岛素与胰高血糖素的关系

38. 糖尿病患者的索莫吉现象是怎么回事？

1922 年 10 月,匈牙利出生的生物化学教授迈克尔·索莫吉(Michael Somogyi)在华盛顿大学圣路易斯犹太医院给一位 1 型糖尿病患儿首次进行胰岛素治疗时发现,胰岛素用量过大会使血糖浓度不稳定,出现低血糖后刺激胰岛素对抗激素分泌产生反跳性高血糖。1938年,他把观察到的这一临床现象进行发表,后来人们称之为索莫吉现象。

因胰岛素用量过大发生在黎明前后的索莫吉现象,先是出现症状或非症状性低血糖,继而出现反应性高血糖。出现索莫吉现象应减少患者晚餐前中效胰岛素用量或改变胰岛素用药时间。如果不了解这一现象本质,清醒患者凌晨首次检测指血血糖发现血糖浓度升高即会误认为是胰岛素用量不足而再次增加胰岛素用量,这将会使病情恶化甚至发生意外。

39. 糖尿病患者的黎明现象是怎么回事？

夜间血糖控制良好的糖尿病患者,仅于黎明时出现短时间血糖浓度升高现象称为黎明现象。1981年,美国医学博士施密特首先提出糖尿病患者的黎明现象。黎明现象常见于1型糖尿病患者,2型糖尿病患者出现较少。该现象主要是黎明时胰岛素对抗激素(生长激素、糖皮质激素、胰高血糖素和儿茶酚胺等)浓度升高,多数认为主要是生长激素浓度升高所致。

> **重要提示**
>
> 发现糖尿病患者黎明现象时应注意与索莫吉现象的反跳性高糖血鉴别:
> ● 如果检测凌晨3时血糖浓度≤3.3mmol/L则为索莫吉现象;
> ● 如果凌晨3时血糖浓度≥3.9mmol/L则为黎明现象。

三、糖尿病发病机制篇

01. 您知道全球糖尿病的流行病学特点吗?

在全球,1 型糖尿病患病率为 0.1%~1.1%。在亚洲,1 型糖尿病患病率不足 1/10 万人。1 型糖尿病多在秋季和冬季发病,春、夏季较少见,可能与病毒感染损伤胰岛 β 细胞有关。2 型糖尿病患病率为 2%~10%。北美土著人(美国比马印第安人)和西太平洋国家成年人群 50% 为 2 型糖尿病。中国、印度和新加坡 2 型糖尿病患病率正在迅速增加。

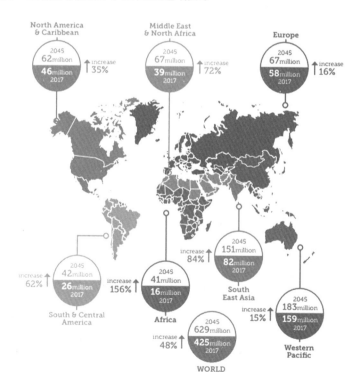

02. 中国糖尿病流行病学特点是什么？

中国是全球糖尿病患者最多的国家。2017 年,JAMA 杂志发表中国糖尿病患者流行病学调查数据显示,我国成人糖尿病和糖尿病前期最新患病率分别为 10.9% 和 35.7%。该研究与 2013 年 JAMA 发表的中国糖尿病流行病学情况比较,糖尿病前期患病率从 50.1% 降低到 35.7%。糖尿病人数减少了 1 亿人多,可能源于糖化血红蛋白测量方法及采用糖尿病诊断标准不同所致。

我国糖尿病患者分布特点:

①地域分布"北高南低、东高西低";

②男女两性患病率接近 1∶1;

③年龄差异:年龄越高患病率越高;

中国成人糖尿病流行病学数据再添新证

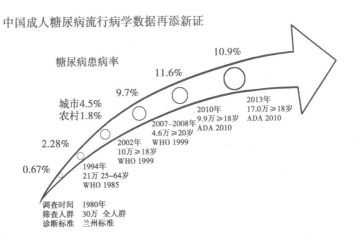

④文化程度越高,患病率越低;

⑤职业患病率依次为家庭妇女 > 行政干部 > 个体户 > 工商人员。

03. 您知道糖尿病的这些数字吗？

我国糖尿病患病率正在迅速增加。

🔍 40 年前,糖尿病患病率约为 1.2%。根据国际最新糖尿病临床诊断标准,预测糖尿病患病率为 11.6%,人数约 1.139 亿人,为世界之冠。

🔍 2013 年调查报告显示,我国糖尿病前期患者占总人口的 50.1%,每 2 人就有 1 人可能为糖尿病患者。国际糖尿病联盟报告,全球每 6 秒钟即有 1 人死于糖尿病。

🔍 2015 年,约 500 万人死于糖尿病,较艾滋病、结核和疟疾死亡总数还多。国际糖尿病联盟统计,全球糖尿病患病率较高地区为北美及加勒比海地区,成人糖尿病患病率高达 11.5%。2012 年患者数达 4430 万人。2015 年 12 月统计,全球 20~79 岁人群中,约 8.8% 患有糖尿病,推测全球约 4.15 亿糖尿病患者。其中 75% 糖尿病患者来自低收入国家。

🔍 到 2040 年,预计全球将有糖尿病患者 6.42 亿人。

看到以上数字,您不感到糖尿病太可怕了吗？因此,要提高全民对糖尿病危害性的认识,防治糖尿病迫在眉睫!

04. 您知道糖尿病病因有哪些吗？

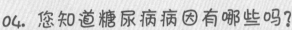

目前,糖尿病病因尚不完全了解。可能与以下原因有关:

①遗传因素:无论1型或2型糖尿病均有明显遗传倾向;

②自身免疫因素:病毒或弓形虫感染及化学毒素作用于糖尿病遗传易感者诱发细胞自身免疫过程,引起胰岛β细胞破坏;

③环境因素:长期大量摄入高热量食物引起肥胖者易发生2型糖尿病;

④胰岛素受体缺陷:见于2型糖尿病患者;

⑤个体因素:包括随增龄而增加、嗜烟、肥胖、妊娠或分娩巨大胎儿者易发生2型糖尿病;

⑥系统疾病与糖尿病见于高血压、内分泌疾病、胰腺疾病、肝脏疾病、代谢综合征及应激状态等;

⑦长期应用糖皮质激素、噻嗪类利尿药、β受体阻断药、避孕药等可引起糖尿病;

⑧微量元素锌、铬、锰、锂、铁、镁、磷等缺乏与糖尿病及其并发症发生有关;

⑨富裕者及脑力劳动者易发生糖尿病。

05. 2型糖尿病的高危因素有哪些？

临床上,2型糖尿病常见的高危因素包括:

①45岁以上;

②嗜烟和酗酒；

③超重和过度肥胖、高脂饮食和缺乏活动；

④糖尿病家族史；

⑤早发冠心病；

⑥代谢综合征；

⑦睡眠呼吸暂停综合征；

⑧巨大胎儿（≥4公斤）分娩史；

⑨长期精神紧张或心理压力较大。

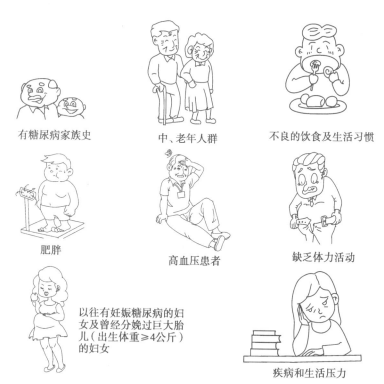

有糖尿病家族史　　　　　中、老年人群　　　　　不良的饮食及生活习惯

肥胖　　　　　高血压患者　　　　　缺乏体力活动

以往有妊娠糖尿病的妇女及曾经分娩过巨大胎儿（出生体重≥4公斤）的妇女

疾病和生活压力

06. 2型糖尿病发病与哪些基因有关呢？

人们发现，与2型糖尿病发病相关基因有组织蛋白酶L基因，胰岛素可上调该基因表达而降低血糖，胰岛素功能异常者通过此基因引起糖尿病。钙蛋白酶10存在很多多态性位点与糖尿病发病有关。此外，肝细胞核因子4α、葡萄糖激酶、肝细胞因子1α、胰岛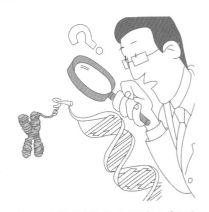素启动因子1、肝细胞因子1β和神经元分化因子/β细胞E框反式激活物2分别是引起青少年起病的2型糖尿病因素。这些基因的突变可导致人体代谢障碍，损害胰岛β细胞导致胰腺发育不良。细胞因子IL-6基因启动子的多态性也可能与2型糖尿病发病有关。日本学者发现，体内细胞因子信号传导抑制因子2基因与糖尿病发病有关，该基因某个亚成分能抑制胰岛素分泌。

07. 您知道糖尿病患者空腹高血糖的原因吗？

糖尿病患者空腹血糖升高的可能原因如下：
①患者晚餐进食胃排空延长的食物过多；
②晚餐前降糖药或胰岛素用量不足；

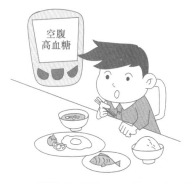

③糖尿病患者因胰岛素分泌不足或作用减弱,不能抵抗升糖激素作用导致黎明高血糖现象;

④降糖药用量过大等引起黎明(00:00~3:00)时低血糖后的索莫吉效应(即反应性高血糖现象);

⑤发热或发生急性心脑血管疾病等导致的应激状态;

⑥应用升高血糖的药物。对于空腹高血糖患者,一定要鉴别是哪种原因所致,不能盲目进行处置,否则,即将会导致事与愿违的后果。

08. 糖尿病与吃糖多有关吗?

有些人认为,糖尿病是吃甜食过多引起的。这种认识是错误的。迄今为止,没有任何科学证据表明吃糖多会得糖尿病。爱吃甜食的人不一定就得糖尿病,得糖尿病的人不一定就爱吃甜食。糖尿病原因未明,发病机制复杂。当然了,爱吃甜食,再加上许多不良生活习惯有可能易患糖尿病。还有些人认为,得了糖尿病,既然血糖升高,少吃甜食即会好,这也是不对的。碳水化合物是人体能量的主要来源,对于糖尿病患者来说,

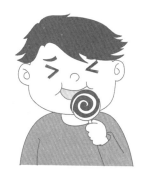

其摄入量应占总热能的 50%~60%。因此,患了糖尿病就要到医院找医生进行评估和治疗,而不能自行其是。

09. 肥胖与糖尿病有关吗?

1947 年,法国韦格(Vague)报道,肥胖患者常伴有糖尿病、高血压、痛风及动脉粥样硬化。从糖胖病或肥糖病(diabesity)一词即可说明两者关系密切。肥胖与 2 型糖尿病犹如孪生兄弟。全球肥胖病与糖尿病发病率呈正相关,约 55%~90% 的 2 型糖尿病患者与过度肥胖有关。肥胖病患者缺乏运动,体内脂肪堆积,脂肪分解产生游离脂肪酸,大量游离脂肪酸沉积在肝脏、肌肉、胰岛细胞引起胰岛素抵抗。游离脂肪酸具有脂毒性,可直接损伤胰岛 β 细胞,引起胰岛素分泌减少,血糖调节异常导致糖尿病。腹型肥胖人群更易患 2 型糖尿病。

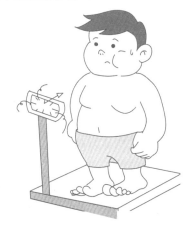

10. 血尿酸浓度与糖尿病有关系吗?

尿酸是人体嘌呤代谢的终末产物。体内 2/3 尿酸来自嘌呤代谢,1/3源于摄取的食物。胰岛素抵抗引起的糖尿病患者常伴高尿酸血。研究发现,血尿酸浓度是预测女性2型糖尿病患者胰岛β细胞功能的独立危险因素。胰岛素抵抗患者常发生高尿酸血症,高尿酸血症患者胰岛β细胞功能代偿性增高。血尿酸浓度越高,胰岛素抵抗越严重。胰岛素抵抗增加肝脏脂肪合成,引起嘌呤代谢紊乱,血尿酸浓度增高。血胰岛素及胰岛素前体浓度升高能促使肾小管钠-氢离子交换,氢离子排泌增多,尿酸重吸收增加。

11. 您知道代谢综合征与糖尿病的关系吗?

　　代谢综合征是指患者同时具有超重或肥胖(体质指数≥25)、高血压、高血糖、高脂血(血游离脂肪酸、胆固醇、甘油三酯及低密度脂蛋白胆固醇增高,高密度脂蛋白胆固醇降低)、高尿酸血症等多种代谢紊乱的现象。此种患者常伴有胰岛素抵抗及血胰岛素浓度明显升高。

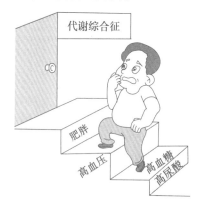

　　1920年,瑞典凯琳(Kylin)和西班牙马拉尼翁(Maranon)报道,在同一个体可同时患有高血压和糖尿病。1936年,英国内分泌学家希姆斯沃思(Himsworth)首次将糖尿病分为胰岛素敏感型和胰岛素非敏感型。20世纪60年代,克雷帕尔迪(Crepaldi)报道高脂血症与上述疾病的关系。意大利阿佛加德罗（Aogaro）等发现，高血压、肥胖症、高脂血症及高血糖的密切联系。1966 年，加缪（Camus）提出，包括糖尿病、血脂异常和痛风在内的"代谢性三重综合征"的概念。1988 年，杰拉德·瑞文（Reaven）博士等发现，胰岛素水平异常、脂代谢异常、血尿酸异常、高血压可见于同一患者，将此现象称为"X 综合征"。1997 年齐默（Zimmet）等主张将 X 综合征改为"代谢综合征"。有关代谢综合征的名目有 10 多种不同称谓，如"繁荣综合征""X 综合征"及"胰岛素抵抗综合征"等。

12. 夫妻间相同生活方式会影响糖尿病发生吗？

上海交通大学医学院附属瑞金医院宁光院士、王卫庆教授等通过对 40 岁及以上 34 805 对夫妻对照研究证明，相同的生活方式可以影响糖尿病的发病。配偶间相同的生活方式会影响糖尿病、肥胖、代谢综合征和心血管疾病的发病率。

相比配偶为非糖尿病患者参与者，配偶罹患糖尿病参与者具有较高几率罹患糖尿病、肥胖、代谢综合征和心血管疾病，且该种关联独立于年龄、体重指数、教育、糖尿病家族史、吸烟、饮酒、身体活动和饮食。由此看来，

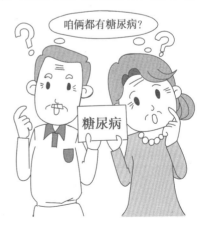

咱俩都有糖尿病？

糖尿病

改变不良的生活方式是预防甚或治疗糖尿病最有效的方法。

13. 男性睡眠时间与糖尿病发病有关吗?

　　中国传统观念,男主外女主内,男性是家庭的顶梁柱。工作、生活的压力会使男性产生精神紧张、焦虑、烦躁等,交感神经兴奋性增强,易发生胰岛素抵抗。极大思想压力严重影响男性睡眠质量和缩短睡眠时间,全身胰岛素敏感性降低。国外报道,健康男性睡眠过多或过少都是发生糖尿病的危险因素。睡眠时间大于或者小于平均睡眠时间(约7小时)均可导致糖代谢异常,睡眠时间偏离平均睡眠时间值越大,糖代谢受损越严重。睡眠时间减少,血瘦素浓度降低,血胃饥饿素浓度增加,肥胖风险增加。睡眠时间过长者,血胰岛素敏感性降低,基础血糖浓度升高。男性为预防发生糖尿病风险,应控制不良情绪,保持心态平衡,学会释放生活压力。

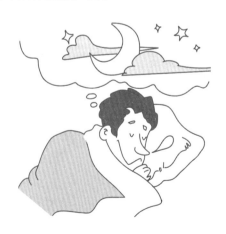

14. 吸烟与糖尿病有关吗？

吸烟会影响人体血糖调节,增加糖尿病发病风险。烟草的主要成分尼古丁可促进人体升糖激素水平升高,如生长激素、糖皮质激素、肾上腺素等。吸烟可以使胰岛素分泌功能降低,产生胰岛素抵抗,最终导致糖尿病。

日本学者研究发现,吸烟可增加 2 型糖尿病患病风险。日本大阪大学研究生院中西正树博士及其研究小组在《国际医药年报》报道,在一项对 35~45 岁 1300 名男性患者研究发现,每天吸烟 30 支以上测试者患糖尿病风险较不吸烟者高 4 倍;每天吸烟 20~30 支者患糖尿病风险较不吸烟者高 3 倍;每天吸烟不足 20 支者糖尿病风险较非吸烟者高 88%,消瘦吸烟者患糖尿病风险可能性更大。有糖尿病家族史者,为预防糖尿病应禁烟。

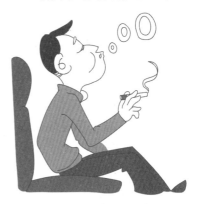

15. 应用非典型抗精神病药治疗与糖尿病发病有关吗？

非典型抗精神病药物常用于治疗精神分裂症,如氯氮平、奥氮平、利培酮和喹硫平等。这些药物可以增加胰岛素抵抗风险。美国研究发现,应用非典型抗精神病药能增加退伍精神分裂症患者发生 2 型糖尿病风险。12 235 例无糖尿病精神分裂症患者接受非典型抗精神病药治疗,739 例患者患者发生 2 型糖尿病。非典型抗精神病药较典型抗精神病药(氯丙嗪、氟哌啶醇等)能增加 2 型糖尿病风险。

16. 您知道维生素 D 与糖尿病的关系吗?

维生素 D(又称钙化醇)是一种脂溶性维生素,从食物中摄取。人皮下脂肪组织含维生素 D_3 原(7- 脱氢胆固醇),经紫外线照射转化为维生素 D_2(胆钙化醇)和维生素 D_3(麦角钙化醇),维生素 D_3 经肝脏转化为 25(OH)D_3,在肾脏中转化为 1,25(OH)D_3。血 25(OH)D_3 浓度 70~80nmol/L,半衰期长。1,25(OH)D_3 在 2 型糖尿病发病过程中起重要作用。维生素 D 通过调节胰岛 β 细胞维生素 D 受体及胰腺组织钙结合蛋白促进 β 细胞合成分泌胰岛素,对胰岛 β 细胞有保护作用,增加胰岛素敏感性和降低胰岛素抵抗等。

17. 您知道锌与糖尿病的关系吗?

锌是机体内多种酶的重要组成成分,体锌含量仅次于铁。胰岛素分子结构中含两个金属原子锌。锌能促进胰岛素结晶化及胰岛素活性,加速葡萄糖通过细胞膜,参与糖氧化。锌缺乏能使胰岛素敏感性降低,发生胰岛素抵抗。通过糖尿病患者血液、尿液或头发测定锌元素诊断有无锌缺乏。发现缺乏者,应予以补充,有助于糖尿病治疗。

18. 您知道镁与胰岛素抵抗的关系吗?

1992 年 5 月 15—16 日,美国糖尿病协会在费城召开有关糖尿病治疗中补镁会议。体内镁离子对细胞代谢起重要作用。镁是体内含量第四的阳离子,是位居细胞内含量第二的阳离子,是各种酶促反应的重要辅助因子,在血糖代谢及胰岛素稳态中可能发挥重要作用。

镁是糖代谢过程中多种酶的辅助因子,低镁血降低胰岛素受体酪氨酸激酶活性,产生胰岛素抵抗。镁摄取可降低餐后甘油三酯水平,改善胰岛素敏感性。2 型糖尿病伴有胰岛素抵抗可以使胰岛素刺激细胞摄取镁的能力受损,这就提示低血镁可能是胰岛素抵抗的一项指标。糖尿病患者血镁浓度低于糖耐量正常人群,糖调节受损患者常伴有低镁血。

重要提示

男性每天需镁离子 350 毫克,女性需 300 毫克。

肾功能不全患者血镁浓度升高。糖尿病、高血压、室性心律失常和心力衰竭患者血或细胞内镁浓度降低。血镁低于 0.58mmol/L 的患者糖尿病发病率是血镁高于 0.78mmol/L 人群的 2 倍。

19. 您知道铬与糖尿病的关系吗？

食物中的铬元素主要在上段空回肠吸收。长期大量摄入精制食品会引起体内缺铬。1980 年，美国国家科学院食物营养委员会制定，成人铬安全剂量为每天 50~200 微克。铬、胰岛素与线粒体膜受体组成三元复合物胰岛素才能发挥代谢作用。

动物缺铬可以复制出糖尿病模型，血色素沉着症患者血铬转运能力减弱，常伴有糖尿病。糖尿病患者头发铬含量降低。胰岛素抵抗糖尿病患者血胰岛素水平升高，铬自体内铬库释放入血，血铬浓度升高，尿铬排出增多，结果导致体铬缺乏，加重糖尿病患者病情。

重要提示

富含铬物质为啤酒、酵母及肉类等。铬称为糖耐量因子，有助于胰岛素作用的发挥，促进糖代谢。给糖尿病患者补充适量铬，能增加葡萄糖利用。给老年糖尿病患者补充铬可改善糖耐量。

20. 您知道肠促胰素有什么生理作用吗？它与 2 型糖尿病有关吗？

20 世纪 60 年代，麦金太尔（McIntyre）和埃尔里克（Elrick）等研究发现，口服葡萄糖促胰岛素分泌作用明显高于静脉注射葡萄糖,此效应称为"肠促胰素效应"。珀利(Perley)等研究发现,"肠促胰素效应"分泌的胰岛素占进食后产生胰岛素总量的50%以上。

进食时,营养物与小肠接触迅速刺激神经内分泌因素引起肠促胰素(或胰高血糖素样肽1,GLP-1)双相分泌:

①1相分泌为进食后15~30分钟;

②继则2相分泌持续30~60分钟。

此种效应称为肠促胰素效应。

肠促胰素作用包括:

①血糖浓度升高时,抑制胰高血糖素分泌,肠促胰素刺激胰岛素分泌,降低血糖浓度;

②促进胰岛β细胞增殖,减少胰岛β细胞凋亡,改善胰岛β细胞功能;

③延缓胃排空,降低食欲,降低餐后血糖;

④刺激肝脏及骨骼肌葡萄糖利用,促进糖及脂质代谢。

1986年,瑙克(Nauck)等发现2型糖尿病患者肠促胰素效应减退,提示2型糖尿病发病可能与肠促胰素系统异常有关。肠促胰素效应减弱甚至消失导致餐后血胰岛素和C肽浓度降低,血糖浓度升高。健康人空腹血肠促胰素浓度为5~10pmol/L,餐后为20~40pmol/L,半衰期短。肠促胰素浓度达126pmol/L时,才能刺激2型糖尿病患者胰岛素分泌。长效肠促胰素类似物利拉鲁肽已用于治疗肥胖型2型糖尿病。

21. 肠道菌群失调与 2 型糖尿病发病有关吗?

近年来有研究发现肠道菌群与2型糖尿病发病有一定关

系。肠道菌群数量繁多,约为人体细胞数量的 10 倍。正常情况下,人体肠道内有益菌群为优势菌群,如双歧杆菌、乳酸杆菌、消化球菌等。益生菌通过双向调节维持人体肠道健康。便秘时,益生菌能促进肠道蠕动,改善排便;腹泻时,益生菌便会杀死导致腹泻的细菌,并且减少肠道排便,缓解腹泻。

肠道过路菌群来自周围环境或宿主其他环境,在宿主身体存留数小时,数天或数周。如果正常菌群发生紊乱,过路菌群在短时间内即大量繁殖,引起疾病。肠道菌群失调常见病原菌有肺炎杆菌、铜绿假单胞菌、产气荚膜杆菌、葡萄球菌、变形杆菌或白色念珠菌等。肠道菌群获取肠道内能源物、调节脂肪储存及影响脂肪因子等机制影响 2 型糖尿病的发生和发展。

1981 年,勒罗伊斯(Leroith)等发现有一种大肠埃希菌可产

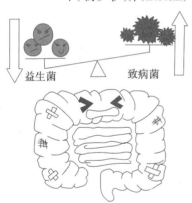

生胰岛素样物质,该物质可与胰岛素竞争靶细胞,致使胰岛素不能发挥作用,引发糖尿病。肠道菌群与糖尿病发生发展密切相关。肠道菌群失调在 2 型糖尿病发生、发展过程中具有重要地位。2 型糖尿病患者存在肠道菌群失调,与血糖升高有一定的关系。

22. 组织缺氧会导致糖尿病吗？

有研究表明,细胞慢性缺氧可以导致糖尿病。英国曼彻斯

特大学曾公布一项结论,胰岛细胞内无氧酵解产生乳酸的排出决定了胰岛素分泌。

葡萄糖体内代谢有两种途径:无氧酵解和有氧氧化。一个葡萄糖分子经过氧化可产生 38 个 ATP,无氧酵解则只产生 2 个 ATP。机体缺氧时,能量 ATP 生成明显减少。组织缺氧时,机体会通过调整血液和血管,使细胞获得更多氧气;增加胰高血糖素分泌升高血糖;增加胰岛素分泌帮助细胞高效利用获得的葡萄糖。机体的这些变化,开始时导致高水平胰岛素、高水平胰高血糖素及人体正常血糖浓度——显然这正是向糖尿病演进的最初现象。现代医学把这一现象描述为"胰岛素抵抗增加,即机体依靠分泌更多胰岛素维持血糖浓度稳定"。血胰高血糖素浓度长期超过血胰岛素浓度时,血糖浓度升高。久而久之,势必发生糖尿病。

23. 什么是胰岛素受体？

胰岛素受体是指体内胰岛素靶器官靶细胞膜上能与胰岛素特异性结合的位点,是产生生物学作用的功能单位。

体内所有组织几乎都有胰岛素靶细胞和胰岛素受体,不同靶器官细胞膜上胰岛素受体数目差异很大:红细胞膜上约有 40 个胰岛素受体;脂肪细胞膜每平方微米约有 10 个胰岛素受体,每个脂肪细胞约结合 11 000 个胰岛素分子;肝细胞膜上约有 20 万个胰岛素受体。

人体靶细胞膜表面胰岛素受体数目依据生理情况而变化:肥胖人受体数目减少;饥饿者,受体数目增加。靶细胞受体与胰岛素结合程度与靶细胞受体数目及其亲和力大小有关。血浆胰岛素浓度对胰岛素受体数目及亲和力大小有重要调节作用。血浆胰岛素浓度增高时,靶细胞胰岛素受体数目减少,此为下降调节。胰岛素受体只能与胰岛素或胰岛素原特异性结合。胰岛素原与胰岛素受体结合力仅为胰岛素的 1/20,降糖作用只有胰岛素的 1/4~1/8。

24. 您知道胰岛素受体与糖尿病的关系吗?

从某种意义上来说,糖尿病也是受体病。不论什么原因,如果胰岛素与靶器官细胞膜上受体不能正常结合,就不能发挥它的生理作用,结果就会发生糖尿病。1 型糖尿病患者体内缺乏胰岛素,虽然靶细胞膜上胰岛素受体增多,也无胰岛素与胰岛素受体结合,引起高血糖;2 型糖尿病患者,虽然血浆胰岛素浓度升高,但因胰岛素靶器官细胞膜上受体数目减少、亲和力减弱或消失(或称胰岛素抵抗),致使胰岛素也不能与其受体很好结合,结果出现血糖升高。

重要提示

2 型糖尿病患者通过适当控制饮食和增加体力活动或给予胰岛素增敏药等有可能增加靶器官胰岛素受体数目或提高受体敏感性,有可能缓解糖尿病病情。目前,1 型糖尿病患者只有终身应用胰岛素替代治疗。

25. 什么是胰岛素抵抗？

胰岛素抵抗是因靶器官细胞胰岛素受体敏感性降低,机体代偿性产生高胰岛素血仍不能发挥胰岛素正常生理作用所致。

通常,空腹血胰岛素浓度≥90pmol/L（≥15mU/L）为高胰岛素血,胰岛素抵抗患者空腹血胰岛素浓度超过150pmol/L(>25mU/L),甚至较正常升高数倍或10余倍。大约25%正常人群存在胰岛素抵抗,75%糖耐量异常人群存在胰岛素抵抗,约85%的2型糖尿病患者有胰岛素抵抗。胰岛素抵抗病因复杂,见于许多疾病状态,如2型糖尿病、肥胖症、代谢综合征、多囊卵巢综合征等患者。

20世纪50年代,耶鲁（Yalow）等应用放射免疫分析技术测定血胰岛素浓度时发现,血胰岛素浓度较低者胰岛素敏感性较高,血胰岛素浓度较高者胰岛素敏感性较低。检测胰岛素抵抗的方法有许多,如胰岛素钳夹法和微小模型技术等。目前认为,胰岛素钳夹技术是诊断胰岛素抵抗的金标准。虽然测定机体组织对外源性胰岛素敏感性的胰岛素钳夹法是诊断胰岛素抵抗的金标准,因技术复杂,费用高,不适合临床常规应用。口服葡萄糖耐量试验是检测胰岛素抵抗的一种较准确、简单、更符合生理性的方法,适用于临床常规检测。

26. 您知道是谁最早提出胰岛素抵抗这一概念的吗？

最早提出胰岛素抵抗的人——哈罗德·希姆斯沃斯（Harold

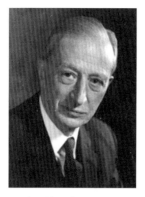

哈罗德·希姆斯沃斯

Himsworth），他于 1936 年首次提出这一概念。大多数 2 型糖尿病患者是因胰岛素抵抗而非胰岛素不足所致。胰岛素抵抗在 2 型糖尿病发病机制中起主要作用。1988 年，瑞文（Reaven）因研究胰岛素抵抗与人类疾病的关系而被美国糖尿病学会授予班廷奖。此后，胰岛素抵抗作为人类多种复杂疾病的共同发病机制受到高度重视，如与糖代谢相关的作为心血管危险因素的 X 综合征、多囊卵巢综合征、睡眠障碍和病理性大脑退变发病都与胰岛素抵抗有关。

27. 胰岛素抵抗的原因和机制是什么？

🌼 胰岛素抵抗的原因：

①长期摄入高碳水化合物饮食；

②蛋白质或脂类糖基化反应中重要前体葡萄糖胺（或氨基葡萄糖）可导致胰岛素抵抗；

③长期应用异体猪或牛胰岛素容易产生胰岛素抗体；

④感染、酸中毒、精神紧张、吸烟及药物等；

⑤向心性肥胖症、高血压、高血糖、高脂血症、高尿酸血症、血色素沉着症、多囊卵巢综合征和库欣病患者。

🌼 胰岛素抵抗的机制：

①靶器官上胰岛素受体数目减少或下调；

②血中出现抗胰岛素抗体；

③胰岛素靶器官细胞对胰岛素敏感性和反应性降低。胰岛素抵抗患者常出现餐后高血糖，最终发展为 2 型糖尿病。

28. 胰岛素抵抗分哪些类型？

胰岛素抵抗分获得性及遗传性两种：1 型糖尿病患者主要为获得性胰岛素抵抗，需用胰岛素控制血糖；2 型糖尿病患者主要为遗传性胰岛素抵抗，需予胰岛素增敏药治疗。胰岛素抵抗也可按其性质、靶器官及受体水平分类，后者应用较普遍，其中受体后缺陷最为重要。糖尿病、糖耐量异常、肥胖、高血压、高脂血症、冠心病等出现的胰岛素抵抗常为受体后缺陷所致，基因突变引起的胰岛素抵抗仅占少数。

29. 早相胰岛素分泌缺失为何能导致餐后高血糖？

早相（或一相）胰岛素分泌能抑制肝糖输出和促进骨骼肌葡萄糖摄取和利用，抑制餐后血糖升高，减轻继而出现的高胰岛素血，抑制后期胰高血糖素分泌，维持 24 小时血糖浓度平稳。因此，胰岛素早相分泌减弱或缺失会引起餐后高血糖和餐后高甘油三酯血症。早相胰岛素分泌缺失是 2 型糖尿病出现的最早特征，主要表现为餐后高血糖，先于空腹血糖升高。

30. 胰高血糖素浓度与糖尿病发病有关吗？

通常，糖尿病患者的血胰高血糖素浓度明显高于正常人群。在血胰岛素浓度正常或偏高的糖尿病患者，血胰高血糖素浓度亦升高。血胰高血糖素浓度对糖尿病发病及急性并发症发生具有重要意义。胰高血糖素与胰岛素作用相反。胰岛素降低血糖间接刺激胰高血糖素分泌，胰岛 β 细胞分泌的胰岛素和 δ 细胞分泌的生长抑素可直接作用于邻近 α 细胞抑制胰高糖素分泌。糖尿病患者血胰高血糖素浓度升高，引起高血糖和高血酮。血胰高血糖素浓度与糖尿病严重程度成正比。血胰高血糖素浓度达 500pg/ml 时可引起高血糖和酮症酸中毒。

31. 您知道高血糖对大脑功能的影响吗？

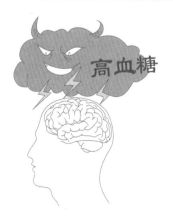

糖尿病是一种慢性代谢性疾病，由于糖尿病患者长期处于高血糖状态，高血糖会逐步损伤血管和神经，导致微循环和神经功能障碍，出现许多全身性并发症。其中长期高血糖会影响大脑功能，如学习能力下降，记忆力、语言、理解、判断能力减退，有时还可出现精神淡漠，表情呆滞，反应迟钝。其中学习记忆力障碍是糖尿病中枢神经系统主要并发症。

肥胖 2 型糖尿病儿童,病程较短者脑白质和大脑总体积无明显差异,也无明显的认知障碍。随着病程进展,大脑灰质体积明显减少。老年 2 型糖尿病患者,长期高血糖与脑萎缩有关,并能导致记忆力下降。控制不良的糖尿病患者,血糖浓度越高,大脑体积损失量越大,发生大脑功能障碍的速度越快,预后越严重。

> **重要提示**
>
> 控制餐后高血糖是保护糖尿病患者大脑功能和预防老年糖尿病患者发生痴呆症的重要措施。

32. 什么是糖尿病的微血管病变?

糖尿病的微血管病变是血糖控制不良糖尿病患者的常见并发症,是一种全身性病变,主要表现在视网膜、肾、心肌、神经组织及足趾。随着糖尿病病程延长和微血管病变发展,可致患者失明和肾衰等。

🌿 糖尿病性视网膜病变:眼底检查发现视网膜微血管瘤、棉絮状白斑、出血和渗出导致失明。

🌿 糖尿病性肾病表现:肾小球微血管基底膜增厚引起弥漫性及结节性肾小球硬化、玻璃样改变最终导致肾衰。

🌿 心脏微血管病变:发生糖尿病性心肌病导致心力衰竭或猝死。

🌿 神经血管弥散性硬化导致周围神经系统损害。

🌿 其他:糖尿病微血管病变尚可累及四肢、皮肤及骨骼等微血管床而出现相应病变。

33. 促使糖尿病患者早死的 风险有哪些?

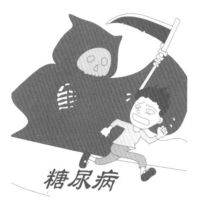

糖尿病患者早死风险较正常健康人明显增高。其早死原因不仅是并发心血管疾病(如心肌梗死和卒中),还包括癌症(肝癌、结直肠癌和肺癌)和其他严重疾病(肝脏和肾脏疾病)。糖尿病患者年龄越大,收缩压、血甘油三酯及血糖浓度越高,心血管疾病、癌症、非心血管疾病、非癌症死亡风险增加。糖尿病增加非心血管疾病、非癌症死亡风险的主要原因为感染、慢性阻塞性肺疾病和肝肾疾病。70岁以下糖尿病患者早死原因包括超重和肥胖、不良饮食、吸烟、过度饮酒、缺乏运动及高血压。

34. 幽门螺杆菌与 2 型糖尿病 有关系吗?

糖尿病病因至今未明,原因复杂。有研究发现,幽门螺杆菌感染与2型糖尿病有关,发病机制如下:感染幽门螺杆菌的患者,血小板及白细胞聚集性增强,对产生胰岛素抵抗有一定作用。此外,幽门螺杆菌感染可引起全身组织氧化应激,血过氧化脂质浓度增高,可导致胰岛β细胞结构和功能损伤,糖耐量降低。正常情况下,生长抑素抑制胰岛素释放,胃泌素能减少小肠对糖的吸收,并刺激糖依赖性胰岛素分泌。幽门螺杆菌感染后使血生长抑素浓度降低和血胃泌素浓度增加,此两种激素平衡紊乱,通过负反馈效应增加胰岛素释放,产生胰岛素抵抗。

35. 多囊卵巢综合征与糖尿病有关系吗?

多囊卵巢综合征表现为月经不调或闭经、多毛和肥胖等,30%~70% 多囊卵巢综合征患者伴有胰岛素抵抗及高胰岛素血,30%~40% 患者伴有糖耐量异常。患者可伴血甘油三酯、总胆固醇、低密度脂蛋白胆固醇浓度升高。

我患有多囊卵巢综合征后发现有糖尿病。

40 岁左右多囊卵巢综合征患者约 10% 会发生 2 型糖尿病,发病率明显高于同龄女性,产后 2 型糖尿病发病率明显高于正常产妇。青春期多囊卵巢综合征患者发生 2 型糖尿病的风险增加 10 倍。30%~50% 肥胖多囊卵巢综合征患者,30 岁前会发展成糖耐量降低或 2 型糖尿病。

研究提示,多囊卵巢综合征患者月经不规则可为胰岛素抵抗及糖代谢异常的标志,提示患 2 型糖尿病风险增加。因此,在年轻的 2 型糖尿病女性患者中,应常规筛查有无多囊卵巢综合征。

36. 为什么月经异常的妇女易患 2 型糖尿病?

月经异常包括月经稀少和闭经等。约 90% 多囊卵巢综合征患者出现月经稀少,而 30% 患者发生闭经。多囊卵巢综合征常以雄激素过多、无排卵和胰岛素抵抗为主要临床病理特征,也是代谢综合征和 2 型糖尿病的主要危险因素。因此,多囊卵巢综合征者常发生糖耐量降低或 2 型糖尿病。

37. 我国与欧美 2 型糖尿病患者有何不同?

通常,糖尿病患者表现为空腹高血糖及餐后高血糖。我国 2 型糖尿病患者腹型肥胖比例较欧美患者低,多以餐后高血糖为主,并且常为胰岛 β 细胞功能衰退;欧美 2 型糖尿病患者则以空腹高血糖为主,并且多以胰岛素抵抗为主。中国糖尿病患者饮食多以碳水化合物为主,欧美则以蛋白质和脂肪为主。由于存在上述差异,在 2 型糖尿病治疗上不宜生搬硬套国外的资料方法,应因人而异。

38. 参与体内糖代谢的器官有哪些？

在人体内，参与糖代谢的器官很多。广义来讲，几乎人体所有组织和器官都不同程度地参与糖代谢，主要有肝脏、胰腺胰岛细胞、肾脏、肠组织和中枢神经系统、肌肉、脂肪和血液等。

肝脏和骨骼肌是糖原储存的主要场所，肝脏又是糖异生的最主要器官。血糖迅速升高刺激胰岛素分泌促进肝糖原合成降低血糖浓度；血糖过低又会刺激胰高血糖素等分泌促使糖原分解及异生，使血糖浓度恢复正常。神经系统通过下丘脑和自主神经系统分泌相关激素调节血糖浓度。调节血糖浓度的激素有胰岛素、胰高血糖素、肾上腺素、糖皮质激素、生长激素及甲状腺激素等，它们在调节血糖的过程中相互协同和拮抗来维持血糖浓度相对稳定。

39. 肾脏是怎样参与糖代谢的？

血液中的葡萄糖在肾小球滤过，并在肾近曲小管重吸收。葡萄糖在体内不能自由通过细胞膜脂质双分子层，必须借助于细胞膜上的葡萄糖转运蛋白。在小肠黏膜和肾近曲小管发现一种钠-依赖性葡萄糖运载体（SGLT）家族，肾重吸收葡萄糖的过程主要由钠-依赖性葡萄糖运载体家族中钠-依赖性葡萄糖运载体1和钠-依赖性葡萄糖运载体2介导，后者起主导作用。

钠-依赖性葡萄糖运载体1主要分布在小肠刷状缘和肾近

曲小管较远的 S3 段,少量表达于心脏和气管,是一种高亲和力、低转运能力的转运体。钠-依赖性葡萄糖运载体 2 主要分布在肾脏近曲小管 S1 段,是一种低亲和力、高转运能力的转运体,其主要生理功能是在肾近曲小管完成 90% 肾小球滤液中的葡萄糖重吸收,其余 10% 由钠依赖性葡萄糖运载体 1 完成。

钠-依赖性葡萄糖运载体 1 基因发生变异能引起严重腹泻危及生命,钠-依赖性葡萄糖运载体 2 基因发生变异导致每天肾排出 140 克葡萄糖。钠-依赖性葡萄糖运载 2 抑制药不依赖于胰岛素作用选择性抑制肾近曲小管糖的吸收,对其他组织和器官无显著影响。对胰岛素抵抗的 2 型糖尿病患者也有效,不易发生低血糖及增加患者体重。

四、糖尿病实验室检查篇

01. 您知道血糖测定的临床意义吗?

血糖测定的临床意义是多方面的。首先血糖测定是衡量健康的指标,严重营养不良时,血糖持续偏低;超重和肥胖者,血糖持续升高,都对健康不利。

众所周知,对于怀疑糖尿病的患者,血糖测定则是糖尿病诊断的证据和标准,同时也能对糖尿病患者进行病情观察、疗效和预后判断。对于严重脓毒症、急性心肌梗死、大面积烧伤或大手术等应激状态的患者,通过连续血糖监测也能判断病情和预后。在长期应用大剂量某些药物(如糖皮质激素、噻嗪类利尿药)治疗时,进行血糖监测可用于观察药物的不良反应等。由于糖尿病患病率日渐升高,临床上和健康查体时都将血糖测定列入常规检查项目,这对于早期发现糖尿病患者具有重要意义。

02. 您知道血糖标本分哪些种类吗?

血糖标本的采取途径不同,所测血糖结果也不同。通常所说的血糖值是由静脉血浆所测得的结果。

🌿 按照血糖标本来源分:
①动脉血糖;
②静脉血糖;
③毛细血管血糖。

🌿 按照所测血糖的血液情况分：

①全血血糖：是手指末梢毛细血管（末梢动脉血）的全血血糖，用血糖仪测定；

②血浆血糖：血浆是不含细胞成分而含凝血因子和纤维蛋白的液体。血浆标本测定血糖既方便，结果又可靠；

③血清血糖：血清既不含细胞成分，也不含凝血因子和纤维蛋白的液体。利用血清测出的血糖是血清血糖。

🌿 按照进餐时间获取的标本分：

①空腹血糖：是指禁食 8~10 小时获得的血液标本所测得的血糖值；

②餐后血糖：是指从吃第一口饭开始计算餐后 1/2~3 小时的血糖。临床上常采取空腹和餐后 2 小时血糖标本测血糖值。

03. 您知道检测血糖的常用方法有哪些吗？

血糖检测方法主要有三种：

🌿 福林 - 吴氏法：此法标本处理麻烦，测得血糖含量并非全部为葡萄糖，尚有一些非糖还原物质，影响测定结果，所测结果比实际高，渐被淘汰。此法空腹血糖正常参考值 4.4~6.7mmol/L。

🌿 邻甲苯胺法：血中绝大部分非糖物质及抗凝剂中氧化物沉淀下来，所测结果不易出现假性过高或过低，较为可靠，但试剂毒性大。此法正常参考值：空腹全血 3.3~5.6mmol/L，血浆 3.9~6.4mmol/L。

🌿 葡萄糖氧化酶法（gop-pod 法）：特异性强、价廉、方法简

单,临床应用较广。此法正常参考值:空腹全血 3.6~5.3mmol/L,
血浆 3.9~6.1mmol/L。

04. 您知道如何进行自我血糖检测吗?

糖尿病血糖检测分为自我血糖检测和医院血糖检测两种:

🌸 自我血糖检测:是糖尿病患者需要掌握的技术。自我
血糖检测需注意:血糖不稳定患者每天自测 5~7 次,分别于三餐
前后及睡眠前和随机血糖检测各一次;采血前洗手,所要采集血
标本的手臂下垂一会儿,再用酒精消毒手指采血,刺破手指端后
待血液自然流出后检测;血糖检测前不停用降糖药。

🌸 医院血糖检测:医院血糖检测采用葡萄糖氧化酶法 -
过氧化物酶比色法测定血糖。血糖测得结果是动脉血糖浓度 >
静脉血糖浓度,毛细血管全血葡萄糖浓度较静脉血浆(或血清)
葡萄糖浓度低 10%。空腹状态时,毛细血管血标本与静脉血标
本测得的血糖值无区别,餐后 1 小时血标本两者血糖浓度相差
(2.27 ± 0.66)mmol/L。全血测定的血糖浓度结果较血浆或血清
血糖浓度低 12%~15%。因血细胞所占体积及代谢原因,同一个
体和时间所测血糖浓度结果血清血糖 > 血浆血糖 > 全血血糖。
通常,临床上应用静脉血浆测血糖,动脉血气所测血糖结果可作
参考。血糖浓度受进食、运动、药物、情绪或应激等因素影响。
常温下,血葡萄糖以每小时 0.4mmol/L 速度分解。如果获取血
标本后不能立即进行血糖测定,应将标本暂放置冰箱内冷藏。
一旦将血液标本抗凝处理离心沉淀获取血浆后应立即进行血糖
测定。

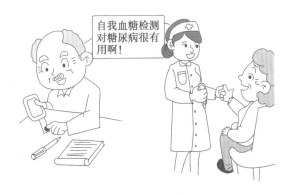

自我血糖检测对糖尿病很有用啊！

05. 您知道血糖测定结果的表示方法吗？

我们将血糖检查结果用一定单位表示，并做记录，以用来指导临床诊断、观察病情、书写论文和进行学术交流。通常，血糖的国际标准单位用毫摩尔／升（mmol/L）表示。美国采用毫克／分升（mg/dl）。血糖浓度单位换算：mmol/L=mg/dl÷18。

06. 您知道空腹血糖检测的意义吗？

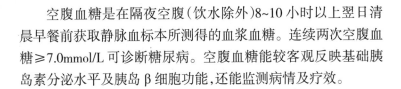

空腹血糖是在隔夜空腹（饮水除外)8~10小时以上翌日清晨早餐前获取静脉血标本所测得的血浆血糖。连续两次空腹血糖≥7.0mmol/L可诊断糖尿病。空腹血糖能较客观反映基础胰岛素分泌水平及胰岛β细胞功能，还能监测病情及疗效。

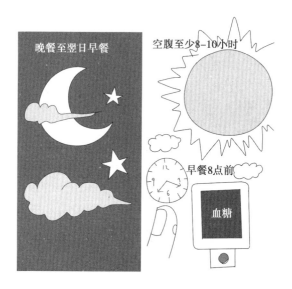

07. 您知道餐后 2 小时血糖检测的意义吗?

　　餐后血糖是指从进第一口餐后至下次餐前时间段的血糖,临床常用"餐后 2 小时血糖"代表。正常人餐后 0.5~1 小时血糖浓度达高峰,餐后 2 小时即恢复到接近餐前血糖浓度。应用空腹血糖浓度诊断糖尿病容易漏诊,应用餐后 2 小时血糖浓度诊断糖尿病不易漏诊,有助于发现早期糖尿病。许多糖尿病患者早期空腹血糖并不高,此时胰岛 β 细胞分泌功能已受损,对高血糖刺激反应较差,表现出餐后 2 小时高血糖,继而才出现空腹高血糖。餐后 2 小时血糖与微血管及大血管疾病密切相关,餐后高血糖较空腹高血糖更易引起血管疾病的发生。严格控制餐后高血糖,有助于防治糖尿病并发症。

08. 您知道影响餐后血糖浓度的因素有哪些吗?

影响餐后血糖浓度的因素有许多,包括摄入饮食的质与量、三大产能营养素摄入比例、胃肠功能状态、活动量、餐前是否应用影响消化吸收或胰岛素分泌的药物等。当然,胰岛细胞功能状态是主要因素。因此,在评估餐后血糖浓度时应注意分析。

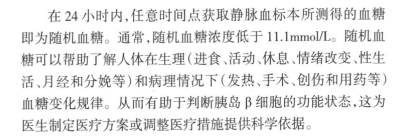

09. 您知道随机血糖监测的意义吗?

在 24 小时内,任意时间点获取静脉血标本所测得的血糖即为随机血糖。通常,随机血糖浓度低于 11.1mmol/L。随机血糖可以帮助了解人体在生理(进食、活动、休息、情绪改变、性生活、月经和分娩等)和病理情况下(发热、手术、创伤和用药等)血糖变化规律。从而有助于判断胰岛 β 细胞的功能状态,这为医生制定医疗方案或调整医疗措施提供科学依据。

10. 您知道应何时检测血糖吗?

糖尿病患者进行血糖监测是有一定要求的。通常患者应根据自觉症状和用药情况确定检测血糖的时间和次数:

①空腹和餐前血糖检测有利于发现低血糖和降糖药或胰岛

素应用是否合理。

②餐后 2 小时血糖检测有助于调节饮食结构、运动和治疗药物。

③睡前血糖检测能指导睡前是否需要加餐,以防夜间发生低血糖。

④凌晨 2~3 时血糖检测可发现低血糖及高血糖原因。

⑤饮食变化、运动量增加、合并感染等情况时,应临时增加血糖检测次数。基础胰岛素治疗者,在血糖达标前应每周检测

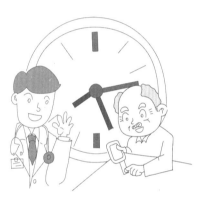

3 天空腹血糖,每两周复诊 1 次,复诊前 1 天加测 5 个时间点血糖。血糖达标后,每周检测 3 次血糖,每月复诊 1 次,复诊前 1 天加测 5 个时间点血糖。待到生活状况稳定、血糖达标及摸索到用药规律性后,可适当减少血糖检测次数。

11. 血糖浓度与临床表现一致吗?

通常,血糖浓度越高、持续时间越长,那么患者症状越明显、病情就越严重。但是,由于个体之间的差异,每个人对血糖升高的敏感性也不同,对不同程度的血糖升高的自我感觉也不完全一致。因此,单靠自觉症状并不能科学反映患者血糖升高的程度。一般情况下,老年人和体质衰弱者对血糖升高的敏感

性较差,症状不明显。临床上,高渗性高血糖综合征常见于老年患者。

12. 您知道哪些抗生素能影响血糖浓度吗?

糖尿病患者常合并感染,需应用抗生素治疗。有些抗生素可通过不同机制影响血糖浓度,这就为急诊医生提出如下方面的问题:

是糖尿病患者病情加重?

是出现应激性高血糖?

是胰岛素用量不足?

因此,糖尿病患者合并感染后,不仅只是监测感染参数,还应严密监测血糖浓度变化,随时调整胰岛素治疗方案更有助于抗感染治疗。

抗生素对血糖影响有两种情况:

🌱 升糖抗生素

①抗真菌类:两性霉素 B 可使血糖升高;

②抗结核药利福平增加磺酰脲类降糖药肝脏代谢,减弱其降糖作用。吡嗪酰胺及乙胺丁醇也可升高血糖;

③抗病毒药阿昔洛韦、利巴韦林、拉米夫定、齐多夫定产生胰岛素抵抗,升高血糖。

🌱 降糖抗生素

①抗真菌类:咪唑类(如氟康唑、咪康唑)抑制磺酰脲类降糖药代谢降低血糖;

②抗结核药异烟肼干扰葡萄糖正常代谢易引起低血糖;

③磺胺类药与口服磺酰脲类降糖药（甲磺丁脲等）合用,提高磺酰脲类降糖药血浆游离浓度,减少磺酰脲类降糖药肾排泄降低血糖;

④青霉素减弱磺酰脲类降糖药与血浆蛋白结合力,增强其降血糖作用;

⑤四环素类（如四环素、土霉素）抑制肝药酶增强降糖药作用。

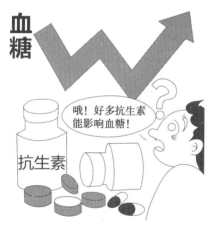

❀ 对血糖具有双向作用抗生素

喹诺酮类对血糖影响具有双刃剑样作用,既可促发胰岛 β 细胞空泡形成引起血胰岛素浓度下降升高血糖;也有类似磺脲类降糖药作用降低血糖,用于伴肝肾功能障碍的糖尿病患者时易引起低血糖。

13. 什么是糖化血红蛋白? 它与糖尿病有何关系?

糖化血红蛋白是血红蛋白与血糖结合形成。糖化血红蛋白有三种存在形式:GHbA1a、GHbA1b 和 GHbA1c,其中以 GHbA1c 最为重要,约占正常人血红蛋白总量的 4%~6%。1958 年,胡斯曼（Huisman）和迈林（Meyering）应用色谱柱法将糖化血红蛋白与其他血红蛋白分离开来。1968 年,布克钦

（Bookchin）和加洛普（Gallop）首次认为糖化血红蛋白是一种糖蛋白。

1969 年，塞缪尔·拉赫巴（Samuel Rahbar）等首次发现糖尿病患者糖化血红蛋白浓度升高。糖尿病患者的血糖化血红蛋白浓度与血糖浓度成正比，血糖浓度越高，血糖化血红蛋白浓度就越高。

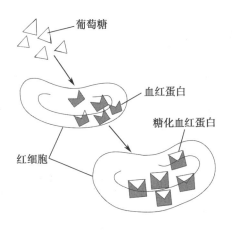

14. 您知道糖化血红蛋白检测的临床意义吗？

大多数糖尿病患者都知道血糖在糖尿病诊断和治疗中的重要性，却不知道糖化血红蛋白对糖尿病的重要性。1976 年，罗纳德·科尼格（Ronald B. Goldberg）等应用血糖化血红蛋白浓度监测来了解糖尿病患者血糖控制程度。血糖化血红蛋白浓度能反映糖尿病患者近 2~3 个月平均血糖浓度。2010 年，美国糖尿病协会将糖化血红蛋白（≥6.5%）定为糖尿病的诊断指标之一。

血糖化血红蛋白浓度 >8% 提示血糖控制不良。控制不良的糖尿病患者,血糖化血红蛋白浓度可达正常浓度的 2~4 倍。血糖化血红蛋白检测如同血糖监测一样可以用于糖尿病诊断、治疗、疗效观察、病情及预后判断和预测并发症发生。糖尿病患者血糖化血红蛋白浓度每降低 1%,眼睛、肾和神经系统并发症则降低 25%。

♡ 重要提示

> 糖尿病患者孕前 3 个月血糖化血红蛋白浓度较高容易发生流产、胎儿畸形及围产期死亡;妊娠期血糖化血红蛋白较高时,容易发生感染、高血压、流产或巨大胎儿等。

15. 血糖与糖化血红蛋白的临床意义有何不同?

血糖检测能实时了解血糖波动和控制情况,仅能反映一过性血糖变化。因血糖浓度波动较大,不能客观地反映糖尿病病情控制和稳定情况。

糖化血红蛋白受空腹及餐后血糖影响。血糖化血红蛋白浓度为 7.3%~8.4% 时,空腹和餐后血糖对总体血糖各占 50%;血糖化血红蛋白浓度 >8.4% 时,空腹血糖所占总体血糖比值大于餐后血糖。随着血糖化血红蛋白浓度升高,空腹血糖对糖化血红蛋白浓度影响也会增大。血糖化血红蛋白浓度 <7.3% 时,餐后血糖所占总体血糖的比例大于基础血糖。

空腹血糖浓度很高时,餐后血糖不易控制。同时控制空腹及餐后血糖才能使血糖化血红蛋白浓度 <6.5%。糖化血红蛋白是反映慢性血糖浓度稳定指标,监测迅速、简便和定量,不仅能用于诊断、监测病情和疗效观察,而且还能预测慢性并发症,有传统血糖监测无法替代的优势。

重要提示

糖化血红蛋白与血糖动态监测各有其重要性,两者不能互相替代。

16. 何时需要检测糖化血红蛋白？

在以下情况时应进行血糖化血红蛋白检测:

①怀疑有糖尿病需要明确诊断者;

②年龄 45 岁以上或 45 岁以下有糖尿病高危因素者,每年可进行血糖化血红蛋白浓度检查;

③糖尿病患者病情不稳定需要修正治疗方案者每 2~3 个月检查一次;

④需要了解糖尿病患者病情和疗效者;

⑤2 型糖尿病患者每年至少检查一次血糖化血红蛋白浓度;

⑥血糖化血红蛋白浓度监测用于预测糖尿病慢性并发症的发生。

17. 您知道影响糖化血红蛋白浓度的因素吗？

因为糖化血红蛋白是血红蛋白与血糖结合的产物，所以凡是影响血糖和血红蛋白的因素都会引起血糖化血红蛋白浓度改变。

🌱 影响血红蛋白的因素

（1）引起血红蛋白降低的因素：

①失血性贫血者；

②溶血性贫血患者；

③中晚期妊娠妇女；

④异常血红蛋白症患者；

⑤长时间输注晶体溶液过多或水合过度者。

（2）引起血红蛋白升高的因素：

①原发性血红蛋白增多症；

②继发性血红蛋白增多症；

③长时间应用利尿或脱水药引起血容量不足或失水者；

④呕吐和腹泻暂时引起失水血液浓缩者。

（3）通常，控制不良的糖尿病患者，血红蛋白浓度升高会引起血糖化血红蛋白浓度升高，反之亦然。然而，缺铁性贫血患者，血糖化血红蛋白检测值却升高。

🌱 影响血糖的因素

（1）引起血糖升高的因素：

①长时间静脉输注葡萄糖溶液者；

②长时间应用升高血糖药物者；

③忘记应用降糖药或胰岛素者。

（2）引起血糖降低的因素：

①应用降糖药或胰岛素过量者；

②摄食减少者；

③运动量增加者；

④同时应用有协助或增强降糖药作用的药物者。

18. 为什么缺铁性贫血患者糖化血红蛋白浓度升高？

缺铁性贫血和地中海贫血患者均为小细胞低色素性贫血，前者血糖化血红蛋白值高于健康人，而后者血糖化血红蛋白值则低于健康人。其原因为地中海贫血是因珠蛋白基因缺乏致使血红蛋白空间构型发生改变导致血糖化血红蛋白浓度降低；缺铁性贫血时与葡萄糖结合的血红蛋白无明显改变，总的血红蛋白减少，引起血糖化血红蛋白浓度升高，并且缺铁越严重，贫血越严重，血糖化血红蛋白浓度相对越高。

19. 如何控制糖化血红蛋白水平？

对于血糖化血红蛋白浓度增高的糖尿病患者，常通过以下方法降低：

①健康饮食：糖尿病患者需要摄入低热量饮食；

②坚持运动：提高身体对胰岛素的敏感性；

③根据病情应用口服降糖药或胰岛素治疗；

④定期进行血糖检测同时，每 2~3 个月检测糖化血红蛋白一次，以了解血糖化血红蛋白浓度变化。

20. 什么是糖化血清蛋白？糖化血清蛋白测定的临床意义是什么？

糖化血清蛋白（又名果糖胺）是血清蛋白与葡萄糖结合的产物。1886 年，诺贝尔化学奖获得者赫尔曼·埃米尔·费歇尔（Hermann Emil Fischer）首次合成果糖胺。

糖化血清蛋白正常值为（2.13±0.24）mmol/L，血浆值较之低 0.3mmol/L。糖化血清蛋白是间接反映近 2~3 周内血糖浓度变化的一个重要指标。血清蛋白半衰期短于血红蛋白，因此血糖化血清蛋白浓度较糖化血红蛋白变化更快。未控制的 1 型或 2 型糖尿病患者糖化血清蛋白浓度均增高，1 型糖尿病患者糖化血清蛋白浓度增高更明显。糖化血清蛋白中的血清蛋白已经丧失正常功能，糖化血清蛋白浓度持续升高是发生糖尿病并发症的原因之一。

21. 什么是口服葡萄糖耐量试验？

1923 年，杰罗姆·康恩（JeromeW.Conn.）首次描述口服葡萄糖耐量试验。该试验是根据 1913 年雅各布森（A.T.B.Jacobson）的试验研究"摄入碳水化合物后会引起血糖波动"基础设计的。葡萄糖耐量试验是对服用一定量葡萄糖的受试者通过测定血糖完全清除的速度来检查受试者胰岛细胞分泌功能。此试验用于诊断和鉴别诊断糖尿病、胰岛素抵抗、β胰岛细胞功能受损、间歇反应性低血糖等。临床采用口服法或静脉法。

22. 口服葡萄糖耐量试验的临床意义是什么？

口服葡萄糖耐量试验主要用于诊断症状不明显或血糖升高不明显的可疑糖尿病。

①正常人 OGTT：空腹血糖 <6.1mmol/L，口服葡萄糖后 0.5~1 小时血糖升高达峰值即 7.78~8.89mmol/L。2 小时恢复至空腹时血糖值。

②内分泌疾病：某些内分泌疾病产生对抗胰岛素的激素，引起高血糖。垂体前叶功能亢进患者分泌生长激素或促肾上腺皮质激素、肾上腺皮质或肾上腺髓质肿瘤产生糖皮质激素或儿茶酚胺类激素都会产生高血糖。

③肝病（如急慢性肝炎、肝硬化、肝癌）患者，口服葡萄糖 0.5~1.5 小时间，血糖会急剧增高。

23. 进行口服葡萄糖耐量试验前需注意什么？

要想获得正确的实验结果，就要知道口服葡萄糖耐量试验前的要求：

①测受试者空腹指血血糖，血糖 <10.0mmol/L 方可进行试

验。如果空腹血糖 >10.0mmol/L 不应再进行试验；

②保持良好心态，不要紧张和过多活动，停烟酒，不饮浓茶及咖啡；

③测试前数天或数周内不禁食碳水化合物。试验前 3 天，每日碳水化合物摄入量不少于3两（即150克）。无需过分节食，也不宜暴饮暴食；

④试验过程中，口渴时可适量喝温开水；

⑤试验前 3~7 天，停用避孕药、利尿药或苯妥英钠等影响糖耐量的药物；

⑥血标本应在抽取后尽快送检；

⑦胃切除术者及严重肝病者不宜做口服葡萄糖耐量试验，具体方法：静脉注射 50% 葡萄糖 50ml，按 OGTT 法留取标本送检测取血糖；

⑧受试者如不能耐受葡萄糖水，可食 100 克面粉做成的馒头代替糖水。

24. 如何进行口服葡萄糖耐量试验？

通常口服葡萄糖耐量试验分为以下几个步骤：

①经过 8~12 小时空腹进入试验状态；

②试验早晨，受试者应安静地坐在椅子上，先抽取空腹静脉血标本测定血糖；

③然后 5~10 分钟内服含有 75 克葡萄糖的 250~300ml 水溶液；

④继而分别于 0.5、1、2、3 小时取静脉血测血糖；

⑤在留取的血液标本中加入抑制葡萄糖分解的氟化钠（每毫升全血加6毫克）；

⑥如需要全血或血浆标本，需加入抗凝液草酸钠或肝素。用血浆测定血糖时，取出标本后应立即离心分离出血浆，冷冻储存备测定；

⑦进行血糖测定时，通常采用葡萄糖氧化酶法或己糖激酶法。

重要提示

● 幼儿可采耳血或指血（全血）

● 空腹血糖浓度升高，2小时血糖浓度降到正常或葡萄糖耐量异常时，应再次试验

● 试验中不应吸烟、喝咖啡、喝茶或进食

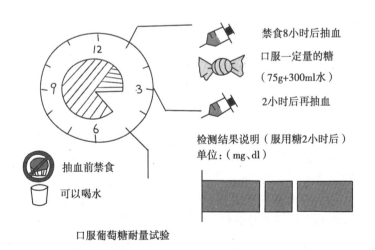

禁食8小时后抽血

口服一定量的糖

（75g+300ml水）

2小时后再抽血

抽血前禁食

可以喝水

检测结果说明（服用糖2小时后）
单位：（mg、dl）

口服葡萄糖耐量试验

25. 如何评价口服葡萄糖耐量试验结果？

健康人服用葡萄糖后，出现血糖峰值后迅速恢复正常血糖浓度。1921年斯托布（H.Staub）和1922年特劳戈特（K.Traugott）将该现象命名为 Staub-Traugott 现象。

判断口服葡萄糖耐量结果之前，应注意试验是否正确进行、有无影响试验或检查结果的因素。

（1）判断空腹血糖结果：

①健康人空腹血糖正常为 3.9~6.0mmol/L（70~108mg/dl）；

②空腹血糖 <6.1mmol/L，进餐后 2 小时血糖 >7.8mmol/L，说明人体对进食葡萄糖后血糖调节能力正常，为糖耐量试验正常；

③如果空腹血糖为 6.1~6.9mmol/L（110~125mg/dl）称作空腹血糖受损（IFG）；

④血糖≥7.0mmol/L（126mg/dl）考虑糖尿病。

（2）判断口服葡萄糖耐量试验结果：

①当空腹静脉血糖介于 6.1~7.0mmol/L，口服葡萄糖耐量试验后 2 小时血糖≤7.8mmol/L，说明血糖调节能力尚好，但对空腹血糖调节能力已有轻度减退，为空腹血糖调节受损（IFG）；

②当空腹血糖 <7.0mmol/L，并且口服葡萄糖耐量试验后 2 小时血糖介于 7.8~11.1mmol/L 之间，说明人体对葡萄糖调节能力轻度下降，为糖耐量异常（IGT）；

③空腹血糖调节受损（IFG）和糖耐量异常（IGT）应根据 3 个月内两次口服葡萄糖耐量试验（OGTT）结果平均值来判断；

④空腹血糖≥7.0mmol/L，或口服葡萄糖耐量试验 2 小时血糖≥11.1mmol/L（200mg/dl），尿糖 +~++++，诊断糖尿病。

26. 您知道口服葡萄糖耐量试验各时间点血糖浓度的意义吗？

口服葡萄糖耐量试验血糖检测的三个时间点包括空腹、餐后 1 小时和餐后 2 小时，每个时间点血糖浓度都有一定临床意义：

（1）空腹血糖浓度升高但未达到糖尿病诊断标准即空腹血糖受损，数年后约 1/3 受试者发展成糖尿病，约 1/3 维持空腹血糖受损不变，其余 1/3 也可恢复到正常血糖浓度。此外，糖尿病患者空腹血糖浓度升高会引起糖化血红蛋白浓度升高，能加重心血管病变和促发糖尿病并发症发生发展。

（2）餐后 1 小时血糖浓度能更好反映胰岛 β 细胞功能和胰岛素抵抗程度，即第一时相胰岛素分泌情况，对预测未来糖尿病的发生较其他时间点的血糖浓度意义大。

（3）餐后 2 小时血糖浓度对于诊断糖尿病较餐后 1 小时更为准确，不易漏诊。餐后 2 小时血糖与糖尿病微血管（如糖尿病视网膜病）及大血管疾病并发症密切相关，较空腹高血糖更易引起血管并发症发生。如果对上述三个时间点血糖浓度进行定期动态监测，就能判断病情变化、观察疗效和预测并发症的发生。

27. 哪些人需要进行口服葡萄糖耐量试验呢？

口服葡萄糖耐量试验主要用于症状不明显或血糖升高不

明显的可疑糖尿病患者诊断,是诊断糖尿病的金标准。典型糖尿病患者空腹血糖测定即可确诊糖尿病,无需做糖耐量试验。其理论基础是胰岛细胞分泌功能障碍时,葡萄糖负荷后可诱发高血糖反应。口服葡萄糖耐量试验除用于糖尿病诊断和筛查糖尿病患者外,尚用于研究肝脏疾病患者胰岛 β 细胞功能状态。

需要进行口服葡萄糖耐量试验的人群有:

①疑有糖尿病 6.0mmol/L(110mg/dl)< 空腹血糖 <7.0mmol/L(126mg/dl);7.8mmol/L(140mg/dl)≤餐后 2 小时血糖 <11.1mmol/L(200mg/dl)者;

②分娩巨大胎儿(>4.1kg)或过期妊娠、死产病史者、妊娠糖尿病史者;

③自发性低血糖者;

④糖尿病家族史和糖尿病症状,空腹血糖正常者;

⑤肥胖者(BMI>27);肥胖伴有高脂血症者;

⑥高血压(血压≥140/90mmHg)者;

⑦血高密度脂蛋白 <0.35g/L 或血甘油三酯 >2.5g/L;

⑧需与肾性糖尿病鉴别者;

⑨需了解胰岛 β 细胞功能者。

28. 哪些人不宜进行口服葡萄糖耐量试验?

在以下情况时不宜进行:

①空腹血糖、餐后 2 小时血糖或随机血糖即能确诊糖尿病者;

②存在应激(脑梗死、心肌梗死、严重外伤或大手术等)或发热者,病情稳定 2 周后可进行;

③正在应用影响血糖代谢药物(如糖皮质激素、避孕药、噻嗪类利尿药、β 受体阻断药、阿司匹林、烟酸、可乐定、苯妥英钠或锂等)者,应停药 1 周后再进行;

④严重体质衰弱者;

⑤严重肝病(如急性肝炎、严重的肝硬化等)者;

⑥胃大部切除者。

29. 什么是胰岛素释放试验?

胰岛素释放试验是胰岛 β 细胞功能检查。此试验受血胰岛素抗体或外源性胰岛素治疗的干扰。必要时,尚需进行 C 肽释放试验以真正了解胰岛 β 细胞功能情况。该试验能反映基础胰岛素浓度和葡萄糖负荷后胰岛细胞分泌功能。通常采用放射免疫法测定血胰岛素浓度。一般情况,临床上常联合进行口服葡萄糖耐量 - 胰岛素释放试验 -C 肽释放试验及胰高血糖素释放试验检查。

30. 您知道血胰岛素测定的意义吗?

胰岛素测定及释放试验对糖尿病的分型、判断病情严重程度及指导是否需要用胰岛素治疗具有十分重要的意义。空腹免疫活性胰岛素值能反映 β 细胞胰岛素基础分泌水平。口服葡萄糖耐量试验 - 胰岛素释放试验各时相免疫活性胰岛素值则反映胰岛 β 细胞贮备功能。正常人空腹状态血胰岛素 5~20mU/L，口服葡萄糖后 0.5~1 小时胰岛素分泌达高峰，血胰岛素浓度峰值为空腹胰岛素 5~10 倍，2 小时血胰岛素浓度 <30mU/L，3 小时恢复到空腹血胰岛素浓度。空腹血胰岛素浓度 >15mU/L、2 小时血胰岛素 >80mU/L 为高胰岛素血症。

临床上，血胰岛素测定常用于：

（1）糖尿病分型、判断病情：未用血胰岛素治疗的 1 型糖尿病空腹胰岛素 <5mU/L 或测不到。口服葡萄糖耐量试验 - 胰岛素释放试验呈无反应或显著低反应。2 型糖尿病患者有三种情况：

①严重胰岛素抵抗伴相对胰岛素分泌不足者，胰岛素分泌曲线常显示 1 小时较空腹上升幅度不大，2、3 小时正常或升高；有些患者各时相血胰岛素浓度都升高。

②显著胰岛素不足为主伴胰岛素抵抗：1 小时值较低，2~3 小时值下降缓慢。

③明显胰岛素分泌不足不伴胰岛素抵抗：各时相血胰岛素浓度均较低下。

（2）指导治疗：2 型糖尿病患者对口服降糖药无效，基础及餐后血胰岛素浓度很低，常认为胰岛 β 细胞功能衰竭。胰岛素治疗后高血糖得以控制，血 C 肽水平及 C 肽释放曲线恢复，换用口服降糖药则有效。

（3）其他：胰岛素受体异常伴黑棘皮病、伴胰岛素抵抗脂肪萎缩性糖尿病、皮质醇增多症、肢端肥大症、巨人症、胰高血糖素瘤、原发性醛固酮增多症、侏儒综合征、原发性甲旁减、垂体前叶功能减退症、肾上腺皮质功能减退症等患者血胰岛素浓度降低。

（4）低血糖症：胰岛素瘤空腹血胰岛素浓度 100~200μU/ml。药物（酒精、水杨酸等）引起的低血糖症血胰岛素浓度降低。特发性功能性低血糖症，胰岛素分泌峰延迟至 1.5 小时或 2 小时，通常 3~5 小时发生低血糖。

（5）代谢综合征：常发生高胰岛素血症或胰岛素抵抗。

31. 您知道胰岛素的测定方法吗？

目前，胰岛素应用放射免疫测定（RIA）法测定，需注意以下几方面：

①应用放射免疫测定法测得的胰岛素浓度为血免疫活性胰岛素（IRI），而非生物活性胰岛素。免疫活性胰岛素含有部分胰岛素原（PI）和外源胰岛素，胰岛素原含量约占免疫活性胰岛素测定值的 5%~10%，其生物活性仅为胰岛素的 3%~5%。在胰岛素瘤和异常胰岛素原血症等病理情况下，免疫活性胰岛素不能准确反映生物活性胰岛素浓度，所测得的免疫活性胰岛素中 50% 以上是胰岛素原。

②血中存在胰岛素抗体时会影响二抗法测定系统使血免疫活性胰岛素浓度升高，所测结果不能正确反映胰岛 β 细胞功能。用游离胰岛素盒测定较准确。用于科研和临床真胰岛素测定法能测得不包含胰岛素原的生物活性血胰岛素浓度。

32. 您知道什么是 C 肽吗？

1967 年,芝加哥大学生物化学教授斯坦纳（Donald F. Steiner）等首次发现,胰岛素生物合成过程中胰岛素原和 C 肽的关系。C 肽是连接胰岛素原 A 链和 B 链的肽,含 31 个氨基酸,分子量 3021,与胰岛素等分子一起释放。外周血 C 肽浓度较高,清除率较胰岛素慢,半衰期 11 分钟（而胰岛素半衰期为 5 分钟）。C 肽与胰岛素无交叉反应,不受外源胰岛素影响。C 肽也有生物活性,能影响血流和组织修复。

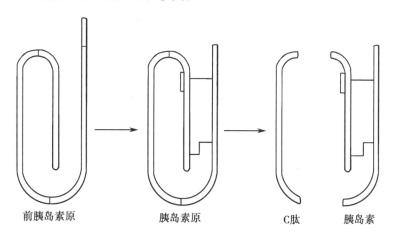

前胰岛素原　　　　胰岛素原　　　　C肽　　　胰岛素

33. 您知道什么是 C 肽释放试验吗？

C 肽释放试验即是通过测定空腹及餐后 1、2 及 3 小时血浆

C-肽浓度的检查。C肽释放试验如同胰岛素释放试验一样能反映胰岛β细胞功能。1972年,临床首次应用C肽释放试验。该试验不受血胰岛素抗体和外源性胰岛素影响。通常,C肽采用放射免疫法测定,与口服葡萄糖耐量试验和胰岛素释放试验同步进行。正常人空腹血C肽浓度平均为500pmol/L,餐后0.5~1小时达峰值,峰值浓度为基础值的5~6倍。血C肽释放试验可用于糖尿病诊断、分型、指导治疗和判断病情。

34. 哪些情况需测定血C肽浓度？

在以下情况时可测定血C肽浓度:

①糖尿病:1型或2型糖尿病患者都可通过检测血C肽浓度判断胰岛β细胞功能,它不受血胰岛素抗体或外源性胰岛素治疗的干扰。胰岛β细胞生成和释放等分子量的C肽和胰岛素。肝细胞仅能摄取外周血C肽约10%~15%,而胰岛素摄取率为50%~60%。因此,C肽浓度更能反映β细胞分泌浓度;血C肽基础清除率稳定,不受血糖、胰岛素浓度等因素影响,C肽浓度更能代表β细胞分泌功能。C肽测定尚能排除外源性胰岛素干扰。

②低血糖综合征:怀疑胰岛素瘤所致低血糖时,测定血糖与胰岛素的比值有助于诊断。外源性胰岛素引起的低血糖,C肽测定有助鉴别。

③胰岛移植:用胰岛素治疗胰岛移植患者时,C肽测定可了解移植后β细胞分泌功能。

④肝肾疾病患者:肝炎或肝硬化时,肝脏对胰岛素摄取减

少,血中胰岛素水平有升高趋势,C肽受其影响小,血C肽与胰岛素比值降低。肾脏疾病时,C肽降解减慢,血C肽水平升高,C肽与胰岛素比值明显高于正常。

35. 1型糖尿病患者血液中可出现哪些抗体?

1型糖尿病患者血液中主要有如下抗体:抗胰岛细胞抗体、抗胰岛素自身抗体、谷氨酸脱羧酶抗体和蛋白酪氨酸磷酸酶抗体。出现上述抗体有助于诊断1型糖尿病,也可作为糖尿病分型依据。但上述大多数抗体数年后逐渐转阴。

36. 什么是抗胰岛细胞抗体?

抗胰岛细胞抗体是针对胰岛β细胞胞质蛋白的抗体,属于IgG型免疫球蛋白。1型自身免疫型糖尿病患者因胰岛细胞抗体破坏胰岛细胞,使胰岛素合成减少。血胰岛细胞抗体出现5~8年后,可出现糖尿病临床表现。1型糖尿病患者抗胰岛细胞抗体阳性率可达69%~90%,新诊断的儿童1型糖尿病患者可达90%以上。随着病程延长,抗体水平逐渐下降,3~5年后阳性率降至20%;因此,抗胰岛细胞抗体可作为1型糖尿病的早期筛查和糖尿病分型指标,也可用于成人隐匿性自身免疫性糖尿病诊断。2型糖尿病患者抗胰岛细胞抗体阳性率很低,约为6.2%。

37. 什么是抗胰岛素自身抗体?

抗胰岛素自身抗体是指从未接受外源性胰岛素治疗的糖尿病患者血液中出现的抗胰岛素抗体,是一种 IgG 类抗体。1970年,日本学者平田等在 1 例自发性低血糖患者中首次发现抗胰岛素自身抗体。1983 年,帕默(Parmer)等提出抗胰岛素自身抗体在 1 型糖尿病自身免疫机制中的作用。

应用胰岛素治疗的 2 型糖尿病患者,血液中检出抗胰岛素抗体视为"胰岛素抵抗"的标志。新诊断的 1 型糖尿病患者抗胰岛素自身抗体常呈阳性,为胰岛 β 细胞自身免疫损伤标志之一,其阳性率随发病年龄增加而下降。新诊断出的 1 型糖尿病患者,抗胰岛素自身抗体阳性率为 30%~70%。成人隐匿性自身免疫性糖尿病患者也可检出抗胰岛素自身抗体。胰岛素自身抗体在胰岛素自身免疫综合征、甲状腺疾病及某些正常人也可呈阳性。因此,抗胰岛素自身抗体阳性也不能作为 1 型糖尿病的唯一诊断依据。

38. 什么是抗谷氨酸脱羧酶抗体?

谷氨酸脱羧酶是体内抑制性神经递质 γ- 氨基丁酸的合成酶,主要存在于胰岛 β 细胞。抗谷氨酸脱羧酶抗体是谷氨酸脱羧酶诱发免疫反应产生的自身抗体,它有两种异构体,即抗谷氨酸脱羧酶抗体 65 和 67。在人胰岛 β 细胞中,只表达与糖尿病发病关系密切的抗谷氨酸脱羧酶抗体 65，是诊断 1 型糖尿病的免疫学指标，早期此抗体阳性率为 38%~80%，也作为 1 型糖尿病患者接受治疗时的疗效监测指标；对于成人隐匿性自身免疫性糖尿病的早期诊断具有重要意义，敏感度达 60%~80%，特异度达 100%，诊断价值优于抗胰岛细胞抗体；2 型糖尿病患者抗谷氨酸脱羧酶抗体阳性率仅 0%~4%。

39. 什么是抗蛋白酪氨酸磷酸酶抗体？

抗蛋白酪氨酸磷酸酶抗体又名"胰岛细胞抗原 2 抗体"，属于蛋白酪氨酸磷酸酶家族。抗蛋白酪氨酸磷酸酶抗体通过增加胰岛细胞中蛋白酪氨酸磷酸酯酶表达，降低蛋白酪氨酸激酶活性，引起胰岛素抵抗。1994 年，麦克·兰（Lan MS）等通过对 1 型糖尿病患者血清进行胰岛细胞 cDNA 免疫筛选时发现抗蛋白酪氨酸磷酸酶抗体。它主要用于 1 型糖尿病预测、诊断和糖尿病分型。新发 1 型糖尿病患者抗蛋白酪氨酸磷酸酶抗体阳性率为 54%~80%。成人隐匿性自身免疫性糖尿病患者阳性率约 6%~12%。

40. 您知道抗谷氨酸脱羧酶抗体检测注意事项吗？

检测抗血谷氨酸脱羧酶抗体需要注意以下两点：

①抽血前一天不吃过于油腻、高蛋白食物，避免大量饮酒。血液中的酒精成分会直接影响检验结果；

②体检前一天晚餐后开始禁食 12 小时。

41. 尿糖是怎么回事？

我们所说的尿糖是指尿液中葡萄糖的简称。血葡萄糖过高超过肾阈值经肾脏排泄到尿液中就出现了尿糖。尿糖常见于糖尿病患者。由于胰岛素缺乏或抵抗不能发挥正常功能时，血液葡萄糖利用发生障碍，引起血糖升高超过肾糖阈时，即可出现尿糖。

有些肾脏疾病患者肾糖阈低于正常，血糖虽在正常范围，由于尿液葡萄糖重吸收减少，亦可出现尿糖。在剧烈运动时，肾上腺素分泌过多也可导致血糖升高超过正常肾糖阈出现尿糖。长期应用某种药物（糖皮质激素或噻嗪类利尿药）患者也可有尿糖出现。正常人，24 小时尿糖约 0.1~0.9 克，尿糖定量检查不能检出。糖尿病患者 24 小时尿糖可高达 1000 克。

重要提示

仅出现尿糖不能就认为是糖尿病，还要进行糖化血红蛋白和口服葡萄糖耐量试验才能诊断。

42. 哪些临床情况还会出现尿糖呢？

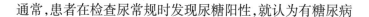

通常，患者在检查尿常规时发现尿糖阳性，就认为有糖尿病

那是不对的。尿糖阳性有可能见于以下几种情况：

①尿液标本错误，张冠李戴；

②尿液标本被葡萄糖溶液污染；

③摄入含有过多半乳糖、甘露醇、果糖、乳糖和戊糖食品时，上述糖类不能在体内正常代谢，即可出现尿糖；

④胃大部切除或严重甲亢患者摄入含糖食物后，血糖也可迅速升高而出现尿糖；

⑤尿中很多物质具有还原性，如维生素 C、尿酸或一些随尿液排出的药物如异烟肼、阿司匹林、链霉素、水杨酸等可使尿液检测出现假阳性；

⑥肝功能严重不全患者，也会出现果糖尿、半乳糖尿、乳糖尿或戊糖尿；

⑦应激状态（严重创伤、大手术、急性心肌梗死、严重脑血管意外和大面积烧伤）患者也可出现尿糖；

⑧肾性糖尿；

⑨妊娠或哺乳期出现的尿糖主要是乳糖。因此，仅发现尿糖阳性者，应进行复查。必要时，应进行空腹、餐后 2 小时血糖测定和检查糖化血红蛋白。

43. 什么是血酮体？

血酮体是指血液中 β-羟丁酸（70%~78%）、乙酰乙酸（20%~30%）和丙酮（微量）三种物质。它是机体在饥饿状态下脂肪分解代谢的中间产物。

在严重饥饿或糖尿病患者，体内葡萄糖不能氧化分解供能,脂肪分解增加,肝脏产生大量酮体成为能量的主要来源。糖尿病患者发生酮症酸中毒时,血 β- 羟丁酸浓度升高,血 pH 值降低,出现糖尿病酮症酸中毒。体内产生的酮体超过肝外组织利用能力,即出现酮血症。血酮体检测主要测定血中 β- 羟丁酸。血酮体中乙酰乙酸和丙酮通过肾脏由尿液排出体外,构成尿酮体的主要成分。血 β- 羟丁酸下降速度可作为评估临床疗效的标准,血酮体值下降提示糖尿病酮症酸中毒缓解。

44. 什么是尿酮体?

正常健康人,血中仅含 0.03~0.5mmol/L(0.3~5mg/dl),24 小时排出的尿酮体 20~100mg,应用常规检测方法不能检测到。血酮体浓度超过肾酮阈(0.8mmol/L)时,血酮体经尿液排出称为尿酮体(即丙酮和乙酰乙酸)。

45. 尿酮体可见于哪些临床情况?

在以下临床情况能发现尿酮体:
①糖尿病酮症酸中毒;
②长时间禁食引起的饥饿性酮症患者;
③严重呕吐、腹泻者。对于尿常规检查发现尿酮体的患者,常伴有饥饿状态、脱水或酮症酸中毒,应进一步检查动脉血气、血糖、电解质和肝肾功能等,明确原因,及时处理。

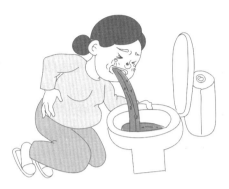

糖尿病和严重呕吐都可引起酮症

46. 影响尿酮体检测的因素有哪些?

影响尿酮体检测结果的因素如下:

①尿液标本:新鲜尿液标本,及时检测尿酮体较为准确。尿液放置时间较久,尿液中酮体就会挥发或分解,检测结果就会出现假阴性。

②检测方法:尿酮体测定方法也能影响测定结果。干化学法与酮体粉法在测定灵敏度上有差异,试带法较酮体粉法敏感。因此,同一标本不同方法可得出不同结果。

③产生酮体的病因:产生酮症的病因不同,血酮体和尿酮体成分也不同。

④疾病病程长短:同一患者,病程长短不同,酮体成分也不同。糖尿病酮症酸中毒患者病程早期,血酮体主要为 β 羟丁酸,而血乙酰乙酸浓度很低或不出现。患者病情缓解后,血 β 羟丁酸转为乙酰乙酸,血乙酰乙酸浓度较疾病急性期增高。如果不

了解上述情况,容易错误判断病情。

⑤尿酮体的检出尚受肾功能的影响。因此,临床医生判断尿酮体结果时,应考虑到上述情况。

47. 诊断糖尿病后还应进行哪些检查?

多数糖尿病患者认为,我的病已经诊断清楚了,每天按时服药即可,还做那么多检查有什么用?明确糖尿病诊断只是第一步,然后还要确定糖尿病分型、有无并发症、合并症、寻找糖尿病病因及诱因和观察疗效等。因此,糖尿病诊断后还要进行一系列相关检查:

①血糖:为观察疗效和调整治疗用药。

②尿糖和酮体:尿糖与血糖浓度并不呈平行关系,尿糖并不能正确反映血糖浓度。同时,影响尿糖的因素较多,除血糖变动外,肾糖阈(大约180mg/dl)直接影响尿糖结果。20%~30%孕妇肾糖阈值降低,即使血糖浓度正常,也可出现尿糖。糖尿病患者出现尿糖和尿酮体提示病情严重,体内胰岛素缺乏或用量不足。单纯出现尿酮体提示饥饿状态。

③糖化血红蛋白和糖化血清蛋白:血糖是观察疗效的短时间指标,糖化血红蛋白和糖化血清蛋白是长时间血糖稳定的指标。

④血液生化检查:控制不良的糖尿病患者常见高脂血和高尿酸血。血脂浓度也能间接反映糖尿病病情控制情况。

⑤其他检查:糖尿病患者常易合并冠心病、肺结核、神经膀胱及尿路感染等,应常规定期检查尿常规、心电图、胸片、腹部B

超等。24 小时尿糖定量测定能帮助判断病情和疗效。

48. 判断糖尿病酮症酸中毒缓解需要进行哪些检查？

有些糖尿病酮症酸中毒患者住院治疗过程中,感觉稍好转就要出院,说我已经好多啦！他却不知道病情缓解需要根据两方面判断:一是患者自觉症状,二是实验室检查结果。患者症状缓解后,实验室检查结果尚需满足:

①随机血糖浓度 <11.1mmol/L;

②血酮体 <0.3mmol/L;

③血 HCO_3^- ≥15mmol/L;

酮症酸中毒主要症状

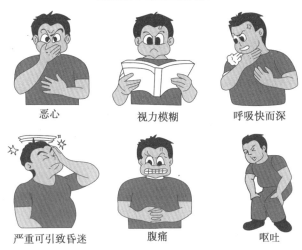

恶心　　　　　视力模糊　　　　呼吸快而深

严重可引致昏迷　　腹痛　　　　　呕吐

④动脉血 pH≥7.35；

⑤阴离子间隙≤12mmol/L 时，患者能自行进食，即可出院啦。

49. 观察糖尿病疗效需要哪些 实验室检查呢？

糖尿病患者治疗效果包括近期疗效和远期疗效（是否发生各种并发症）。观察近期疗效需要根据患者情况定期监测血糖、尿糖和糖化血红蛋白即可；观察远期疗效就是观察有无各种糖尿病并发症，如心、脑、肾、眼底病变和糖尿病足等，结合可能出现的并发症进行相关检查，如心电图、超声心动图、脑 CT、尿常规及肾功能和眼底检查等。

根据患者症状和体征，进行相关检查即会发现相关并发症。糖尿病患者血糖控制应是全时性的，不但空腹血糖浓度要正常，餐后血糖浓度亦应降到理想浓度。同时，糖化血红蛋白也要保持在正常范围内。只有这样，才不至于发生糖尿病并发症。有些患者空腹血糖浓度正常，而餐后血糖浓度升高。因此，只有通过对空腹、餐后或实时血糖浓度监测才能真正了解患者病情。

50. 糖尿病患者出现尿蛋白 意味着什么？

糖尿病患者尿液中持续出现尿白蛋白（简称"尿蛋白"）意味着发生糖尿病肾病。通过尿蛋白定性试验即可发现早期糖

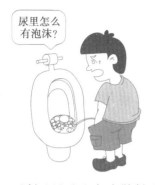

尿病肾病。微量蛋白尿是肾脏血管内皮损伤的指标。健康人肾小球也有少量低分子量尿蛋白滤出，每天为5~30mg。每天超过30mg称微量蛋白尿。健康人尿蛋白定性试验阴性。

剧烈运动、寒冷、嗜酒者出现的一过性蛋白尿称为生理性蛋白尿。放射免疫测定法或酶联免疫吸附法、免疫透射比浊法和免疫散射比浊法能检测出尿蛋白。

💟 **重要提示**

微量蛋白尿原因常见于糖尿病肾病、高血压、肾小球疾病和狼疮性肾炎等。

51. β_2 微球蛋白的生物特性是什么？

β_2 微球蛋白由 100 个氨基酸残基组成的非糖基化单链多肽，分子量 11 800。正常血 β_2 微球蛋白浓度为 0.8~2.4mg/L，血浆半衰期 <2 小时。95% 血 β_2 微球蛋白经肾小球滤过，其中 99.9% 以上由近端肾小管摄取及降解。正常人尿 β_2 微球蛋白浓度 <100μg/L。血 β_2 微球蛋白浓度高于正常 3 倍以上时，尿 β_2 微球蛋白排出增多。除红细胞和胎盘滋养层外，体内几乎所有有核细胞都含有 β_2 微球蛋白，以淋巴细胞和单核细胞内含量最多。肿瘤细胞 β_2 微球蛋白合成能力较强。

52. 哪些因素能影响尿 β_2 微球蛋白测定？

通常应用放射免疫测定法或酶标法对尿 β_2 微球蛋白进行检测评价肾功能。体内 β_2 微球蛋白产生速度恒定，不受年龄、性别、机体肌肉组织影响。老年患者，尿液 β_2 微球蛋白浓度随增龄增加。弃去晨尿，喝水 500ml，1 小时后采取尿液标本，为防止尿液 β_2 微球蛋白分解破坏，适当加入碱性缓冲液。

53. 怎样评价血和尿 β_2 微球蛋白测定结果？

血 β_2 微球蛋白测定是反映肾小球滤过功能的敏感指标，它较血肌酐更能准确反映肾小球滤过率，并且血 β_2 微球蛋白与肾小球滤过率明显呈负相关，与血肌酐及血尿素氮明显呈正相关。监测血 β_2 微球蛋白浓度能发现糖尿病患者早期肾损害，尚能观察疗效。

①血 β_2 微球蛋白升高和尿 β_2 微球蛋白正常者，提示肾小球滤过功能降低，见于急性肾炎及肾衰竭等患者；

②血 β_2 微球蛋白正常和尿 β_2 微球蛋白增多者，提示肾小管重吸收功能严重损伤，见于先天性近曲小管功能缺陷、范科尼综合征和移植肾排斥现象等；

③体内 β_2 微球蛋白合成增多或肾排出减少时，血 β_2 微球蛋白浓度增高。患者肾小球滤过率 <80ml/min 时，血 β_2 微球蛋白浓度升高；

④ $β_2$ 微球蛋白测定用于了解移植肾成活情况、糖尿病肾病、痛风肾及某些恶性肿瘤诊断。恶性肿瘤、风湿病、肝病或慢性炎症患者 $β_2$ 微球蛋白合成增多,血 $β_2$ 微球蛋白浓度升高。

54. 葡萄糖钳夹技术是怎么回事？

1966 年,安德烈斯(Andres)等首先论述葡萄糖钳夹技术。1979 年,德弗罗佐(DeFronzo RA)创建了葡萄糖钳夹技术。葡萄糖钳夹技术能定量检测胰岛素分泌或抵抗,是用于诊断糖耐量正常、糖耐量受损或糖尿病患者胰岛 β 细胞功能的"金标准",能发现潜在性 β 细胞功能减退。血糖浓度正常状态时,β 细胞对葡萄糖刺激最为敏感,此时葡萄糖灌注率等于体内所有组织葡萄糖摄取率。空腹血糖浓度超过 6.4mmol/L 或餐后 2 小时血糖浓度超过 10.0mmol/L 时,胰岛 β 细胞对葡萄糖刺激的第一相胰岛素分泌反应缺失。

口服葡萄糖耐量试验并不能完全适用于评估糖尿病患者第一分泌相,此时需要应用精氨酸刺激试验或 C 肽释放试验来了解胰岛 β 细胞功能。葡萄糖灌注率≥7.5mg/min 时即为胰岛素敏感型,葡萄糖灌注率≤4.0mg/min 时属于胰岛素抵抗型,葡萄糖灌注率介于 4.0~7.5mg/min 提示葡萄糖耐量受损,为胰岛素早期抵抗的标志。葡萄糖钳夹技术较为复杂,耗费高,不常为临床医生所选用。

55. 什么是持续血糖监测系统？

持续血糖监测系统主要是由血糖探头铂电极和电子记录器构成，是为糖尿病患者在日常生活状况下佩带检测并记录血糖数据。同时，通过常规血糖仪测定指血血糖值并输入血糖记录器进行校正。

在监测血糖前应输入影响血糖值的因素，包括进餐、运动、用药等情况。持续血糖监测系统每 5 分钟自动记录一次血糖值，有些持续血糖监测系统可每分钟记录血糖一次，可监测24~72 小时内动态血糖变化。持续血糖监测系统监测的血糖值可下载到计算机里。通过数据处理，可获知患者 1~3 天连续血糖变化情况。特别是对于无症状低血糖或伴有意识障碍的糖尿病患者血糖监测有重要临床意义，能为临床诊断和及时治疗提供重要线索。

五、糖尿病诊断篇

01. 什么是糖尿病？

我国传统医学所称的"消渴病"即为现代医学的糖尿病。糖尿病是由于遗传和环境因素共同作用引起胰岛素分泌不足、缺乏或胰岛素抵抗导致以糖代谢紊乱为主的一种全身代谢紊乱综合征。糖尿病患者的典型表现为"三多一少"症状，即多饮、多尿、多食和消瘦，常见于 1 型糖尿病患者。大多数 2 型糖尿病患者常出现不同并发症而就诊。如不积极治疗，患者常死于急、慢性并发症。实验室血糖及糖化血红蛋白检查是糖尿病诊断的必需条件。

02. 世界卫生组织对糖尿病的诊断标准是什么？

🌼 1999 年，世界卫生组织对糖尿病的诊断标准：

①空腹血糖受损：空腹血糖浓度 5.6~6.9mmol/L（100~126mg/dl）；

②糖耐量减低：空腹血糖浓度 <7.0mmol/L（126mg/dl）和口服葡萄糖耐量试验 2 小时血糖浓度介于 7.8~11.0mmol/L（140~198mg/dl）；

🌼 符合下列标准之一者诊断为糖尿病：

①有糖尿病症状（口渴、多饮、多尿、体重减轻等），随机血糖浓度≥11.1mmol/L（200mg/dl）及 / 或空腹血糖浓度≥7.0mmol/L；

②有糖尿病症状，血糖值未达到上述指标者，口服葡萄糖耐量试验 2 小时血糖浓度≥11.1mmol/L 可诊断糖尿病；

③无糖尿病症状者口服葡萄糖耐量试验 2 小时血糖浓度≥11.1mmol/L 或空腹血糖浓度≥7.0mmol/L 即可诊断。

03. 2017 年美国糖尿病协会糖尿病诊断标准是什么？

2017 年,美国糖尿病协会制定的最新糖尿病诊断标准如下:具有典型高血糖或高血糖危象症状患者,如具备下述前三条中任意一项标准者即可诊断糖尿病:

①空腹(禁食至少 8 小时)血浆葡萄糖≥7.0mmol/L(126mg/dl);

②随机血糖≥11.1mmol/L(200mg/dl);

③口服葡萄糖耐量试验 2 小时血糖≥11.1mmol/L(200mg/dl);

④糖化血红蛋白≥6.5%(48mmol/mol)。如无典型高血糖或高血糖危象症状者,应重复进行血糖测定方可诊断。

04. 什么是糖尿病前期？

糖尿病前期是指高于正常空腹血糖浓度,但尚未达到糖尿病诊断标准的血糖浓度的一种阶段,即人们常说的糖调节受损(空腹血糖受损或糖耐量减低或两者同时存在)的阶段。25%糖尿病前期患者 3~5 年后,如不积极预防,可发展为糖尿病。

05. 为什么糖尿病诊断标准不是 固定不变的？

糖尿病是一种复杂的综合征，至今病因未明，人们对糖尿病的认识由浅入深，不断变化。随着新技术和治疗方法不断发展和改进，糖尿病的诊断标准也需要不断更新。因此，糖尿病诊断标准也在不断进行修改。

🔍 1965 年，世界卫生组织首次根据糖尿病临床特点最早提出分类标准，但未提及糖尿病诊断的血糖浓度标准。

🔍 1979 年，糖尿病诊断与分类委员会在美国糖尿病协会上提出的糖尿病诊断标准：典型"三多一少"症状及空腹血糖≥7.8mmol/L，或随机血糖≥11.1mmol/L；症状不典型者，口服葡萄糖耐量试验 2 小时血糖≥11.1mmol/L。1980 年，世界卫生组织接受美国糖尿病协会诊断标准，一直沿用近 20 年。

🔍 1997 年，美国糖尿病协会提出糖尿病的新诊断标准：具有糖尿病典型症状者，随机血糖浓度≥11.1mmol/L，或至少禁食 8 小时空腹血糖浓度≥7.0mmol/L，或口服葡萄糖耐量试验后 2 小时血糖浓度≥11.1mmol/L。该诊断标准主要是将空腹血糖诊断标准从 7.8mmol/L 降到 7.0mmol/L。1999 年，世界卫生组织采纳此标准。

🔍 2008 年，国际专家委员会和美国糖尿病协会在原有糖尿病诊断标准外又增加血糖化血红蛋白≥6.5% 的诊断标准。

06. 对疑有糖尿病的患者诊断程序是什么？

如果怀疑某患者患有糖尿病,诊断程序应为:

①确定有无糖尿病;

②原发或继发性;

③1 型或 2 型;

④有无糖尿病并发症;

⑤有无糖尿病合并症;

⑥病情严重程度。

确定有无糖尿病? 根据糖尿病诊断标准,在有无糖尿病症状前提下进一步测定空腹(≥7.0mmol/L)、餐后 2 小时血糖(≥11.1mmol/L)或口服葡萄糖耐量试验及糖化血红蛋白明确诊断;在确定糖尿病后,排除与糖尿病相关的内分泌等疾病后,即可诊断原发性糖尿病;根据临床和实验室检查分辨是 1 型、2 型或妊娠糖尿病;糖尿病急性并发症如糖尿病酮症酸中毒、高渗性高血糖非酮症综合征和低血糖昏迷,慢性并发症如糖尿病肾病、视网膜病或糖尿病足等;控制不良的糖尿病患者常合并高血压、冠心病、脑血管意外、急或慢性感染等;当然有并发症或合并症的糖尿病患者病情常较严重。

07. 您知道糖尿病的分型变迁吗？

🔍 1965 年,世界卫生组织糖尿病专家委员会首次将糖尿病分为原发性（病因未明者）和继发性（病因明确者）两类。

🌿 根据发病年龄，原发性糖尿病分为：

● 幼年型（0~14 岁）；

● 青年型（15~24 岁）；

● 成年型（25~64 岁）；

● 老年型（>65 岁）。

🌿 根据症状和实验室检查，原发性糖尿病分四期：

● 糖尿病倾向（或糖尿病前期）

● 隐匿性糖尿病

● 无症状糖尿病

● 临床糖尿病

🌿 根据病情，原发性糖尿病分为：轻度、中度和重度糖尿病三型。

🔍 1980 年，世界卫生组织糖尿病专家委员会第二次对糖尿病分类如下：

● 临床类型

（1）糖尿病：

①Ⅰ型（或胰岛素依赖型）糖尿病；

②Ⅱ型（非胰岛素依赖型）糖尿病；

③营养不良相关糖尿病；

④其他类型糖尿病：胰腺疾病或损伤、内分泌疾病；药物或化学毒物；胰岛素作用缺陷（A 型胰岛素抵抗、矮妖精貌综合征、脂肪萎缩性糖尿病等）；

⑤伴糖尿病的遗传综合征（DOWN 综合征、强直性肌营养不良、卟啉病、Turner 综合征等）；

⑥免疫介导型糖尿病等。

（2）葡萄糖耐量异常：

①非肥胖患者；

②肥胖患者；

③伴有其他情况或综合征患者。

（3）妊娠糖尿病。

● 统计学危险类型（口服葡萄糖耐量试验结果正常）糖尿病

（1）曾有糖耐量异常；

（2）潜在糖耐量异常。

🔍 1985 年，世界卫生组织糖尿病专家委员会第三次报告提出和修改糖尿病分类意见：去除 Ⅰ 和 Ⅱ 型糖尿病名称，规定胰岛素依赖型糖尿病（IDDM）即 1 型（1a、1b）和非胰岛素依赖型（NIDDM）即 2 型和继发型糖尿病。妊娠糖尿病（仅限于妊娠期内发现的糖尿病和糖耐量异常者，分娩 6 个月后须重复口服葡萄糖耐量试验，再确诊有无糖尿病）。

🔍 1996 年，在美国糖尿病协会主持下，糖尿病专家委员会提出新诊断标准和分型意见，1997 年，美国糖尿病协会发布新标准，废除胰岛素依赖型糖尿病和非胰岛素依赖型，不再用 Ⅰ 型、Ⅱ 型糖尿病名称，改用 1 型和 2 型糖尿病，因罗马字母 Ⅱ 可能会与 11 造成混淆。1 型糖尿病又分三个亚型：①免疫介导（青少年）型；②迟发（成年）型；③特发型。2 型糖尿病是胰岛素分泌不足或胰岛素抵抗引起者。

🔍 目前，国际上普遍采用 1999 年世界卫生组织的糖尿病分型标准：

● 1 型糖尿病（胰岛素绝对缺乏，占不足 5% 糖尿病患者，年轻人多见，常表现"三多一少"症状）；

● 2 型糖尿病［胰岛素分泌不足和（或）胰岛素抵抗，约占 90%~95% 糖尿病患者，多见于中老年人］；

● 特殊类型糖尿病(病因明确者,如胰岛 β 细胞功能基因缺陷或某些内分泌疾病或与糖尿病相关遗传性疾病综合征);

● 妊娠糖尿病(妊娠期间血糖升高,症状不明显,常通过产前筛查诊断,应与糖尿病合并妊娠鉴别)。了解糖尿病分型有利于糖尿病治疗,不同类型糖尿病治疗也不同。

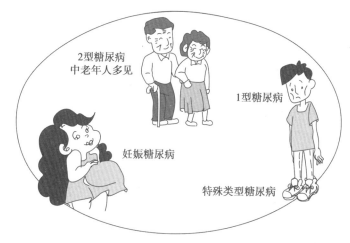

1999 年糖尿病分型

08. 什么是原发性糖尿病?

原发性糖尿病是指目前还未检查出明确病因的糖尿病。原发性糖尿病可分为 1 型糖尿病(以前称为胰岛素依赖型糖尿病)和 2 型糖尿病(以前称为非胰岛素依赖型糖尿病)两类。根据发病年龄,原发性糖尿病又可分为幼年型、成年型两种。1 型糖尿病是因体内胰岛素缺乏所致,2 型糖尿病是因胰岛素相对不足或胰岛素抵抗所致。在诱因作用下,原发性糖尿病患者都可发生酮症酸中毒,但以1型糖尿病患者最为常见。

09. 什么是继发性糖尿病?

继发性糖尿病是指有明确病因引起的高血糖状态,高血糖只是原发疾病(或临床病理状态)的一种实验室表现,临床上突出表现的是原发疾病的症状和体征,而非糖尿病的常见症状和体征。继发糖尿病的常见疾病有胰腺疾病、内分泌疾病(生长激素瘤、皮质醇增多症、嗜铬细胞瘤或甲状腺功能亢进症等)和药物(利尿药、糖皮质激素或口服避孕药等)等。继发性糖尿病特点是高血糖有明确病因可查,原发疾病或临床病理状态恢复后,高血糖状态也就随之纠正。

10. 什么是1型糖尿病?

1型糖尿病曾称为胰岛素依赖型糖尿病,是因胰岛 β 细胞破坏导致胰岛素绝对缺乏所致。病因分免疫介导或特发性原因两类。1型糖尿病多发生于儿童和青少年期,罕见于中老年人。1型糖尿病发病急,常出现"三多一少"(多饮、多尿、多食及体重较少或消瘦)症状,易发生糖尿病酮症酸中毒。

11. 什么是 1 型糖尿病蜜月期？

所谓 1 型糖尿病蜜月期是指患者发病早期接受胰岛素充分治疗数周或数月内，症状明显好转进入临床缓解期。此间，患者胰岛功能部分或完全恢复，尚能维持正常糖代谢，临床症状明显好转，应用很小剂量或停用胰岛素也能维持正常血糖浓度。病情稳定可达数周或数月，甚至一年之久。国内也有蜜月期长达 5 年的个例报道。因此，有人将 1 型糖尿病患者蜜月期也称为缓解期。

12. 什么是暴发性 1 型糖尿病？

暴发性 1 型糖尿病是日本学者今川氏（Imagawa）等于 2000 年提出的一种内分泌代谢急危重症，是 1 型糖尿病的新亚型，主要表现为：

①发病急骤，常在 1~2 周内突然发病，高血糖症状出现后继而发生酮症或酮症酸中毒；

②发病年龄大，病程短，病情重，治疗困难；

③女性患者可在妊娠期间或产后迅速发病；

④发病前可有发热、上呼吸道感染或胃肠道症状等前驱表现；

⑤血糖浓度 ≥16.0mmol/L，糖化血红蛋白 <8.5%，尿 C 肽 <10μg/d 或空腹血清 C 肽 <0.1nmol/L，餐后或胰高血糖素刺激后

血清 C 肽 <0.17nmol/L;

⑥自身抗体(如胰岛相关抗体等)大多阴性,血清胰酶(包括淀粉酶)浓度升高;

⑦较经典 1 型糖尿病微血管并发症风险更高,预后差。

13. 什么是 2 型糖尿病?

2 型糖尿病曾经称为成年型糖尿病或非胰岛素依赖型糖尿病,多在 35~40 岁后发病,占糖尿病患者 90% 以上。糖尿病家族史、超重(或肥胖)等是发病诱因。主要是胰岛素功能减退或抵抗所致。可以通过某些口服药物刺激体内胰岛素的分泌。晚期或伴合并症的糖尿病患者需要胰岛素治疗。地中海饮食可改善血糖控制相关指标。

14. 什么是 1.5 型糖尿病?

原发性糖尿病分为 1 型和 2 型。顾名思义,1.5 型糖尿病临床表现介于二者之间。1.5 型糖尿病又称成人隐匿性自身免疫性糖尿病,因免疫破坏胰岛 β 细胞导致胰岛素缺乏,为 1 型糖尿病亚型。该型约占我国原发糖尿病的 10%。1985 年,世界卫生组织称为 1.5 型糖尿病。发病特点:

①成年发病,多见于 25~35 岁,常易误诊为 2 型糖尿病;

②体重指数 <21;

③"三多一少"症状明显,病情进展缓慢;

④初期口服降糖药有效,半年后失效,自发出现酮症酸中毒,严重感染、烧伤、创伤等更易引起酮症酸中毒;

⑤空腹血 C 肽 <0.3nmol/L,注射胰高血糖素刺激或餐后 2 小时血 C 肽 <0.6nmol/L,谷氨酸脱羧酶抗体、胰岛细胞抗体及胰岛素自身抗体联合检测阳性。通常不提倡应用 1.5 型糖尿病的诊断术语。

15. 什么是双重糖尿病?

20 世纪 60 年代,Hurley 曾提出"双重糖尿病"名词。20 世纪 90 年代,有学者将同时具有 1 型糖尿病和 2 型糖尿病表现的患者称为"双重糖尿病"。2003 年,利布曼(Liebman)和贝克尔(Becker)首次将"双重糖尿病"用于非典型儿童糖尿病患者。双重糖尿病也称混合糖尿病、1.5 型糖尿病或年轻人隐匿性自身免疫性糖尿病。主要特征表现为胰岛素抵抗、肥胖和胰岛细胞相关抗体阳性(如抗胰岛素自身抗体、抗谷氨酸脱羧酶抗体和抗蛋白酪氨酸磷酸酶抗体)。5~30 岁的糖尿病患者约 20% 为双重糖尿病。

16. 您知道什么是脆性糖尿病吗?

脆性糖尿病又称不稳定型糖尿病,曾认为是 1 型糖尿病。

现在认为,常见于1型糖尿病,也可见于胰岛功能衰竭的2型糖尿病患者。

糖尿病患者胰岛衰竭后,由于患者完全依赖外源性胰岛素治疗,很容易出现血糖大幅波动现象,频发不可预测。《实用内分泌学》(第2版)诊断标准如下:在进食量、运动量及胰岛素用量恒定情况下,出现以下情况:

①日空腹血糖波动≥5.55mmol/L;

②每日尿糖≥3.0克;

③低血糖发作无法预测;

④反复出现尿酮体阳性;

⑤日内血糖变动幅度≥11.1mmol/L,无明确诱因(须除外索莫吉效应及黎明现象)。

为预防脆性糖尿病现象:

①应用胰岛素泵治疗;

②动态血糖监测;

③有条件者,可人工胰腺或胰腺移植。

17. 2型糖尿病能发展为1型糖尿病吗?

不能。前者是胰岛素相对缺乏或有不同程度胰岛素抵抗,后者因胰岛β细胞严重破坏引起胰岛素绝对缺乏。少数成人1型糖尿病患者,发病之初身体也较肥胖,胰岛β细胞破坏缓慢,渐进性衰竭,病程长达10年之久方发展为典型1型糖尿病,因此易被误认为是2型糖尿病发展而来。由于病程较久,开始类似2型糖尿病表现,也称为"双重糖尿病"或"混合糖尿病"。进行有关血液检查即可显示出 1 型糖尿病的实验室特征。

18. 什么是肝源性糖尿病？

　　顾名思义,肝源性糖尿病的发生与肝脏疾病有关,是为继发性糖尿病。1898 年,瑙宁（Naunyn）首先提出这一概念。肝脏是糖代谢的重要器官,大多数半乳糖和 60% 肠道吸收的葡萄糖在肝内代谢。肝脏发生病变时就会引起糖代谢紊乱,出现血糖升高和尿糖。我们将这一临床情况称为肝源性糖尿病。有哪些肝脏疾病会引起糖尿病的发生呢？常见肝脏疾病如急性肝炎、慢性活动和非活动性肝炎、脂肪肝、肝硬化或肝癌患者口服葡萄糖耐量异常发生率分别为 81%、63%、58%、82%、86% 和 100%。

　　肝源性糖尿病发生主要原因与肝炎病毒对胰腺胰岛损害、患者长期摄入高糖饮食、内源性胰岛素抵抗、胰岛素抑制物产生、血游离脂肪酸和胰岛素拮抗激素浓度升高等有关。

　　有关肝源性糖尿病诊断问题,天津医学院崔书章于 1981 年提出 5 条诊断参考标准:

　　①具有各种肝脏病诊断依据;

　　②肝脏病发生于糖尿病之前;

　　③具有糖尿病临床表现与过程,葡萄糖耐量异常,血糖升高或出现尿糖;

　　④无糖尿病的家族史及个人史;

　　⑤糖尿病的表现随着肝脏病的好转而趋于缓解或消失。肝源性糖尿病患者很少出现 1 或 2 型糖尿病并发症。

　　有时,免疫性肝炎也可合并糖尿病,或 2 型糖尿病合并肝脏疾病。此时,诊断起来就有些困难了。

　　了解上述情况后,患有各种肝脏疾病的患者都要找医生进行检查,看看有无合并肝源性糖尿病,以便尽早进行治疗。

重要提示

　　在治疗上,除调整饮食外,肝源性糖尿病与一般的糖尿病所不同的是应用胰岛素时磺酰脲类和双胍类降糖药应列为禁忌,因为这两类降糖药在肝脏内代谢,易加重肝脏损害。

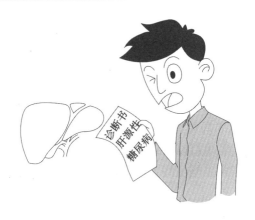

19. 什么是药源性糖尿病?

　　药源性糖尿病是因长期大量应用糖皮质激素(如地塞米松和泼尼松等)治疗时引起胰岛素抵抗发生的糖尿病。此类患者无糖尿病史及糖尿病家族史,患者常表现医源性库欣综合征伴糖尿病。血糖升高特点为午餐和晚餐后高血糖。治疗时应首先将所用药减少到最小有效量。在合理饮食和服用 α 葡萄糖苷酶抑制药前提下，血糖仍高者，可分别于午餐、晚餐前注射短效胰岛素。如原发病仍不能有效控制，则可加用或换用其他免疫抑制药。

20. 糖尿病患者常有哪些表现？

糖尿病患者临床表现多种多样，五花八门，大约 60% 糖尿病患者有多尿多饮，约 50% 患者有多食表现，出现多尿、烦渴及多饮、多食伴消瘦的典型"三多一少"症状者（血糖浓度常高于180mg/dl）较少，多数患者症状不具有特异性。

糖尿病患者常有的表现包括：

①1 型糖尿病患者常见"三多一少"。有些严重酮症酸中毒的糖尿病患者也可以急腹症就诊；

②糖尿病发生酮症酸中毒昏迷或高渗性高血糖非酮症综合征者大有人在；

③2 型糖尿病患者常因反复发生各种感染（女性患者常见尿路感染或外阴瘙痒）、皮肤疖肿或伤口不易愈合就诊；

④并发神经膀胱尿潴留的糖尿病患者常出现排尿困难或尿失禁；

⑤并发胃轻瘫的糖尿病患者暴饮暴食后可发生急性胃扩张；

⑥表现肢体麻木或夜间下肢疼痛的糖尿病患者常易导致误诊；

⑦渐进性视力障碍或足趾黑变（坏足）；

⑧男性患者常发生有难言之苦的阳痿；

⑨许多早发冠心病和顽固性高脂血症患者应及时检查有无糖尿病。

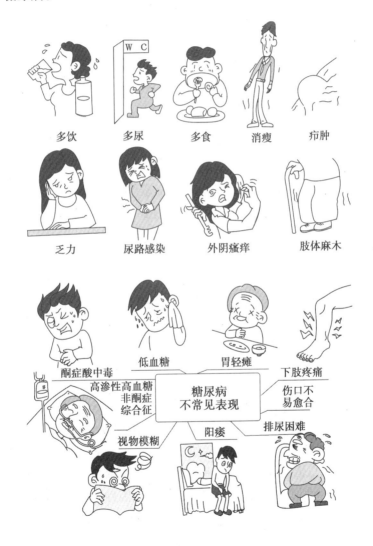

21. 为什么糖尿病患者会出现三多一少呢？

由于糖尿病患者体内胰岛素缺乏、减少或抵抗导致功能降低，引起血糖明显升高，血糖浓度超过肾糖阈，大量葡萄糖随尿排出体外。肾脏为保持尿液的适当渗透性，尿糖增多即会伴随尿量增多，即出现多尿；多尿结果使得体内丢失大量水分，引起血浆渗透压升高刺激口渴中枢出现口渴多饮；未能发现或未能控制的糖尿病患者体内葡萄糖不能充分利用，尿中大量丢失葡萄糖，所摄糖类物质不能满足身体供能需要，饥饿中枢即会发出信号促使大量摄食，即出现多食；胰岛素严重缺乏身体不能充分利用葡萄糖，使身体发生负氮平衡、体内肌肉和脂肪组织分解，致使体重下降，形体消瘦。

22. 糖尿病患者就诊与职业有关吗？

早期糖尿病患者对症状的感知取决于个人的经济条件、文化知识、职业、所处环境及耐受性等因素。对于体力劳动者，消瘦和乏力常是就诊原因；对于经济条件较差或从事办公室工作者常以多食就诊；对于电话接线员、高空作业和司机常因多尿影响工作而就诊；对于从事言语表达职业者（教师、歌唱家和相声演员等），口渴思饮成为就诊原因；对于作家、画家或电脑作业者常因渐进性视力障碍就诊；有些新婚夫妇因性生活不尽人意就诊。因此，患者及家属要了解糖尿病表现不是千篇一律、一成不变的,而是千差万别的。

23. 为什么糖尿病患者会遍布 医院各科呢?

　　长时间未能诊断或治疗效果不佳、病情未能控制的糖尿病患者,会发生许多急性或慢性糖尿病并发症。在所有疾病中,糖尿病并发症最多,其并发症波及患者全身组织器官及其功能,例如心、肺、脑、肾、胃肠道、皮肤、神经、血管、四肢、膀胱、性功能和五官等。因此,未明诊断的糖尿病患者常以各种并发症而就诊于医院各个科室。为不延误或漏诊糖尿病,医院各科医生都应了解糖尿病相关并发症。

六、糖尿病并发症篇

01. 糖尿病是一种全身性疾病吗？

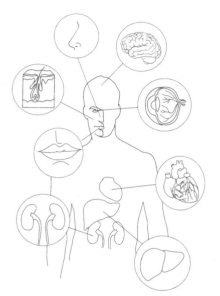

糖是身体组织和器官的供能物质，它在胰岛素的调节下参与全身代谢。胰岛素分泌减少、缺乏或发生抵抗时，糖代谢即会发生紊乱，随即发生蛋白质、脂肪、水盐和酸碱平衡失常，身体组织和器官（皮肤、心、脑、肾、眼、口、鼻等）即会出现功能异常和并发症。因此说，糖尿病是一种全身性疾病。如果发现全身任何组织和器官病变时，都应首先考虑是否是糖尿病所致。

02. 您知道糖尿病的并发症有哪些？

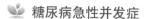 **糖尿病急性并发症**

包括糖尿病酮症酸中毒、高渗性高血糖非酮症综合征、乳酸性酸中毒及低血糖昏迷。糖尿病急性并发症可作为 1 型或 2 型糖尿病的首发表现，也可见于糖尿病治疗过程中突然中断降糖

治疗或感染、创伤及手术等促发。1型糖尿病急性并发症更为常见,也是糖尿病急性死亡的常见原因。

常见的急性并发症

酮症酸中毒

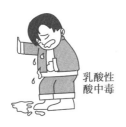

乳酸性
酸中毒

常见的急性

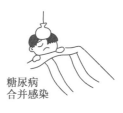

糖尿病
合并感染

并发症

高渗性高血糖
非酮症综合征

糖尿病治疗
中的低血糖

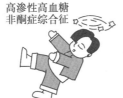

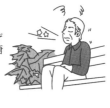

糖尿病慢性并发症

①微血管病变引起的并发症如糖尿病性视网膜病变、糖尿病肾病、糖尿病心肌病等,大血管病变引起的并发症如冠心病(心绞痛、心肌梗死等)、脑血管疾病(脑血栓或脑梗死等);

②神经病变引起的肢体感觉及运动障碍,自主神经病变产生胃轻瘫或神经性膀胱等;

③糖尿病足。

通常,控制不良的1型糖尿病患者常表现微血管病变;2型糖尿病患者则以大血管病变为主,也可同时存在微血管病变。由于持续性高血糖浓度常与并发症危险密切相关。因此积极控制血糖是预防慢性并发症的关键。

135

糖尿病慢性并发症

患病率高　致残率高
死亡率高　医药费高

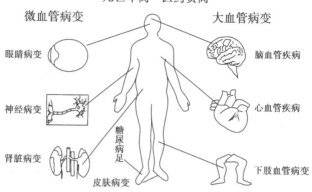

微血管病变　　　　　　　　　　　　大血管病变

眼睛病变　　　　　　　　　　　　　　脑血管疾病

神经病变　　　　　　　　　　　　　　心血管疾病

糖尿病足

肾脏病变　　　　　　　　　　　　　　下肢血管病变

皮肤病变

03. 您知道低血糖风险人群吗？

　　容易发生低血糖的糖尿病患者称为糖尿病低血糖风险人群。主要见于老年糖尿病患者、合并脑、肝及肾功能障碍和外周神经病变者、严重营养不良者、病程较长者及有过低血糖发作史的患者。上述患者在应用胰岛素或胰岛素促分泌药时容易发生低血糖。对于以上患者，在制定血糖控制目标时，也应因人而异。

04. 糖尿病患者为什么会发生低血糖？

　　临床上，低血糖的原因有许多种。但是，糖尿病患者低血糖常见原因是胰岛素和口服降糖药过量引起。每年 25%~30% 胰岛素治疗患者都会有一次或多次严重低血糖发作。磺酰脲类治疗引起的低血糖发作较胰岛素者为少。凌晨 2~4 时最易发生低血糖,此时患者正处在睡眠中,如未发现,后果严重,会发生去大脑皮层(或称"植物")状态或死亡。

糖尿病患者低血糖的原因包括:

①胰岛素或磺酰脲类降糖药用量较大;

②联用多种降糖药;

③碳水化合物摄入量不足;

④运动量较大;

⑤过多饮酒;

⑥潜在性肝、肾衰竭糖尿病患者常规应用胰岛素;

⑦胰岛素或降糖药误用。单独应用 α 葡萄糖苷酶抑制药和二甲双胍的患者不会发生低血糖。

05. 糖尿病患者低血糖有什么表现?

应用降糖药或胰岛素治疗期间的糖尿病患者,血糖浓≤3.9mmol/L(70mg/dl)就是低血糖了,患者可出现饥饿感、头晕、头痛、乏力等不适;血糖浓度≤2.8mmol/L(50mg/dl)时,会出现心悸、出汗、手足震颤或昏迷;严重患者出现惊厥、偏瘫、神志障碍或昏迷,持续时间长者会出现去大脑皮层状态,即我们所说的"植物人"。此时,应边取血检查血糖,边给予治疗:清醒者口服葡萄糖溶液或果汁;昏迷者立即静脉注射 25%~50% 葡萄糖溶液或静脉输注 10% 葡萄糖溶液。

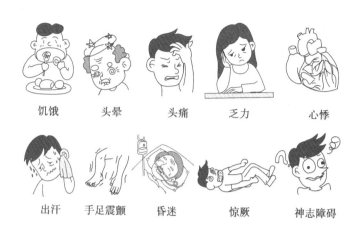

饥饿　　　头晕　　　头痛　　　乏力　　　心悸

出汗　手足震颤　　昏迷　　　惊厥　　神志障碍

06. 怎样防止糖尿病患者发生低血糖呢?

　　糖尿病患者应用胰岛素或口服降糖药治疗期间常易发生低血糖。怎样才能预防糖尿病患者治疗期间不发生低血糖呢?

　　①不应同时应用增强降糖药作用的药,如β受体阻滞药、水杨酸类药等;

　　②酗酒后应慎用降糖药或胰岛素;

　　③不进食就不能再用降糖药或胰岛素;

　　④活动量大或时间较长者,监测血糖后据情将降糖药减量。

　　此外,糖尿病患者口袋里应装有一个急救联系卡:上面写上患者姓名、糖尿病类型、治疗药和剂量、经治医生姓名和联系电话、家庭地址及电话、直系亲属姓名、联系电话和曾就诊医院。万一发生低血糖,第一目击者即会根据急救联系卡上的记录情况,能迅速联系您的医生或家人采取急救措施。糖尿病患者口袋里经常备有水果糖或含糖饮料以防万一。远途外出,尚应备用胰高糖素及注射用品等。

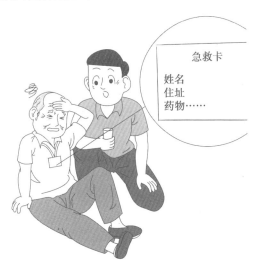

07. 糖尿病酮症酸中毒患者有什么表现？

　　糖尿病，特别是 1 型糖尿病患者，在严重应激（如感染、创伤、手术等）状态下，对抗胰岛素作用的应激激素分泌增多，进一步加重胰岛素抵抗和胰岛素作用减退，发生糖尿病酮症酸中毒。糖尿病酮症酸中毒昏迷前，患者常表现头晕、烦渴、腹痛、恶心、呕吐，腹痛也可为 1 型糖尿病患者的重要症状。血糖升高、血酮体 >4.8mmol/L（50mg/dl）及动脉血 pH≤7.35，尿酮体阳性。由于血丙酮部分通过呼气排出，因此糖尿病酮症酸中毒患者呼出气可闻"烂苹果味"。此时，患者呼吸深快，严重者发生昏迷。如果不积极治疗，常会死亡。

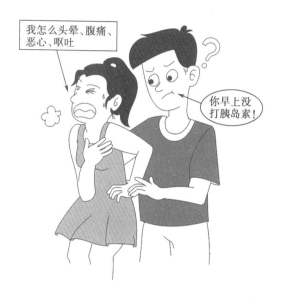

08. 高渗性高血糖非酮症综合征患者有什么表现?

患者常表现:

①发生于原有或无糖尿病病史的中老年 2 型糖尿病患者,罕见于儿童或 1 型糖尿病患者;

②常表现为渐进性意识障碍或昏迷,颈部无抵抗;

③出现意识障碍前,尿量明显增多;

④忘记应用降糖药、发生感染或急性心脑血管疾病者更易发生;

⑤脱水体征(皮肤黏膜干燥,眼压降低,血压下降,心率增快)明显;

⑥血糖浓度明显升高（≥33.3mmol/L 或 600mg/dl）；

⑦尿糖强阳性,酮体为阴性或弱阳性。遇到上述患者,应同时检查脑 CT,以除外合并其他颅内病变。

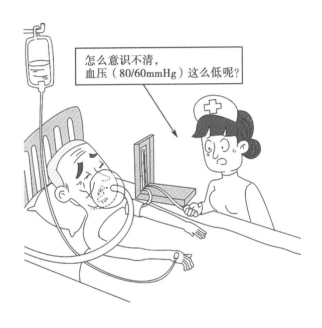

怎么意识不清,血压（80/60mmHg）这么低呢？

09. 糖尿病合并肥胖怎么办？

大约 80% 的 2 型糖尿病患者合并肥胖。肥胖患者糖尿病发病率较普通人群高达 4 倍以上。肥胖可合并许多代谢紊乱,如高血压、高脂血症和高尿酸血症、胰岛素抵抗或高胰岛素血症等,不利于糖尿病治疗。糖尿病患者伴有肥胖时,首先应进一步检查肥胖原因,是特发性还是继发性肥胖？如果为特发性肥

胖,最好在 3~6 个月内将体重减少 5%~10%,以维持标准体重。处理措施如下:

①严格限制热能摄入,合理调节饮食;

②身体允许情况下逐渐增加运动量;

③避免应用增重降糖药;

④必要时,在医生指导下应用减肥药,如奥利司他(伊宁曼、雅塑、艾丽);

⑤上述措施无效时,对于过度肥胖患者,就得进行减肥手术治疗啦。

10. 糖尿病患者合并高脂血症怎么办?

糖尿病伴高脂血症者常为继发,通过控制饮食及减少饱和脂肪酸及胆固醇摄入,增加 ω-3 脂肪酸、黏性纤维、植物固醇摄入,加强运动,减轻体重,积极控制患者的血糖,高脂血症多能恢复正常。经非药物治疗 2~3 个月血脂仍未达标或糖尿病合并高血压病、冠心病或血甘油三酯超过 11.3mmol/L 易诱发急性胰腺炎者,可选择降脂药物治疗。需要调脂药治疗的患者应在医生指导下合理用药,并要监测血脂、肝功能和肌酸磷酸肌酶等。

11. 您知道治疗糖尿病高脂血症的药物吗?

与非糖尿病高脂血症患者调脂药一样,包括:

①他汀类药:能明显降低总胆固醇与低密度脂蛋白胆固醇浓度、降低血甘油三酯浓度和轻度升高高密度脂蛋白胆固醇浓度、稳定动脉粥样硬化斑块、抑制血小板凝集及抗血栓等。主要不良反应为横纹肌溶解。瑞舒伐他汀调脂作用最强;阿托伐他汀减少心血管事件疗效好;辛伐他汀对糖尿病、心肌梗死和脑卒中伴高脂血症患者疗效好;普伐他汀肝脏毒性小;氟伐他汀适用于轻、中度肾损伤者。

②贝特类:降低甘油三酯作用大于降低胆固醇作用。常用药有非诺贝特、吉非罗齐、苯扎贝特、环丙贝特。欧洲药品管理局将贝特类药作为二线调脂药。

③烟酸及其衍生物:降低甘油三酯作用优于降低低密度脂蛋白胆固醇,能升高高密度脂蛋白胆固醇。如阿西莫司(乐脂平)、烟酸肌醇酯等。

④胆酸螯合剂:降低低密度脂蛋白胆固醇,升高高密度脂蛋白胆固醇。如盐酸考来维仑。

⑤中药调血脂药:如脂必泰、地奥心血康等。

12. 他汀类药对糖尿病肾病患者有治疗价值吗?

高脂血症不仅直接参与糖尿病胰岛素抵抗和心血管并发症的发生,低密度脂蛋白胆固醇还通过作用于肾小球系膜细胞上的低密度脂蛋白受体导致系膜细胞和足细胞损伤,加重蛋白尿和肾小球及肾小管间质纤维化进展。早期应用他汀类药可延缓糖尿病肾病发生发展。他汀类调脂药能降低尿白蛋白排泄率,有防止糖尿病肾病发生发展作用。他汀类药联用血管紧张素转换酶抑制药或血管紧张素Ⅱ受体拮抗药效果更好。

13. 糖尿病患者合并高尿酸血症怎么办？

合并高尿酸血症的2型糖尿病患者,易发生痛风、糖尿病足和肾功能障碍。显微镜下观察发现,100%痛风患者都有慢性肾损伤。因此,对于此类患者在积极控制血糖浓度达标前提下,特别需注意饮食:

①不能吃含嘌呤多的食物,如动物内脏,豆制品和海鲜及啤酒;麦麸及龙须菜、菠菜、蘑菇、花菜含嘌呤较高;

②选食薯类、芋头、山药、藕粉及南瓜等代替部分主食有助于尿酸排泄;

③食入含脂肪较多的酸性食品(如动物油、肥肉及油炸食品、奶油类食品)可减少尿酸排出;

④饮酒及咖啡能增加血乳酸浓度,抑制尿酸排泄;

⑤番茄、西兰花、西芹等含维生素B_1、维生素C及钾较多,食用上述蔬菜能促使组织尿酸盐溶解及排出;

⑥碱化尿液,每日喝水2000~3000ml促进和增加尿酸排出;

⑦饮食宜清淡,避免摄入辛辣调味品,每天钠盐2~5克;

⑧必要时,服用苯溴马隆(每天1片)减少尿酸生成、促进尿酸排泄,降低血尿酸浓度。药物治疗虽短期有效,但不良反应较大,宜慎用。

14. 糖尿病患者神经病变是怎么回事?

糖尿病神经病变包括感觉神经、运动神经和自主神经病变:

①感觉神经病变:大约 50% 糖尿病患者可发生周围感觉神经病变,感觉异常表现肢体烧灼样疼痛、钝痛、刺痛、刀割痛等,夜间疼痛加重,可试用普瑞巴林和度洛西汀缓解疼痛。有些感觉发冷、发热、皮肤蚁行、虫爬或触电感等。足和手部呈袜套和手套样分布。也可有温痛觉减退或丧失,不能感觉烫或烧伤。通常,深感觉(关节位置觉与振动觉)障碍较轻。

②运动神经病变:症状与受累神经部位及大小有关,疾病晚期,肢体远端无力、手足小肌肉群萎缩,发生各种运动障碍。

③自主神经病变:40% 糖尿病患者可出现自主神经功能障碍,表现为:足部出汗、皮肤干裂和足部溃疡发生,或出现胃肠功能和性功能障碍等。约 83% 糖尿病患者可出现心脏自主神经病变。一旦出现自主神经病变,预后较差,多不能治愈。发现上述情况,应到医院就诊明确诊断进行治疗。

15. 糖尿病患者常见的脑神经并发症有哪些?

糖尿病常见脑神经并发症是动眼神经麻痹,表现为:复视、眼肌麻痹、上睑下垂和瞳孔散大。通常,随着病情控制动眼神经麻痹 6~12 周可自行恢复,但也可复发或发展成双侧病变。除动眼神经外,糖尿病患者脑神经损伤尚可累及外展神经,较少累及面神经、三叉神经、舌咽迷走神经等。累及者,常出现口角歪斜、垂涎、呛咳和吞咽困难等。

16. 糖尿病患者有哪些血管并发症?

糖尿病患者心血管并发症发生率较正常人增高 2~4 倍,也是导致糖尿病患者死亡的主要原因。糖尿病患者常见的血管并发症分大血管和微血管病变:

①大血管病变有冠心病(或心肌梗死)、脑血管意外(栓塞或出血)、肠系膜动脉栓塞和下肢坏疽等。患有周围血管疾病患者中,约 20% 合并糖尿病。大血管病变发生与糖尿病患者年龄、病程及疾病控制情况有关;糖尿病患者有 70%~80% 死于心血管并发症。与非糖尿病患者相比,男性糖尿病患者发生心血管疾病死亡和充血性心衰危险性增加 2 倍,女性增高 3 倍;

②微血管并发症有视网膜、肾脏、皮肤等处的微血管病变,主要病理变化为毛细血管基底膜增厚,主要表现失明、肾衰竭和皮肤色变或坏死。视网膜微血管病变是青年糖尿病患者失明的主要原因。糖尿病肾病与糖尿病视网膜病变和糖尿病神经病变常同时存在。

17. 糖尿病患者直立性低血压是怎么回事?

直立性低血压是糖尿病患者自主神经病变的常见表现,更常见于老年糖尿病患者。患者由卧位变为直立位时,特别是动作较快时,血压突然降低出现晕厥或摔伤。通常,伴有自主神经病变的糖尿病患者直立位较卧位时收缩压降低在 30mmHg 以上。这些患者静息时可出现心动过速,心率介于正常心率范围的较高值 90~100 次 / 分,有时可达 130 次 / 分,心率增快与活动无关。无糖尿病的患者反复出现直立性低血压或静息状态心动过速时,应该进行糖尿病相关实验室检查。

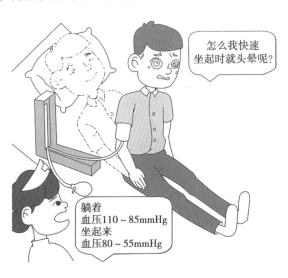

18. 糖尿病合并高血压患者如何治疗?

　　糖尿病患者高血压发生率较非糖尿病患者高 1.5~2 倍。糖尿病合并高血压患者发生心血管疾病的几率较非糖尿病患者高约 3 倍。糖尿病与高血压并存时,心血管疾病病死率明显增加。

因此,糖尿病伴高血压患者血压达标值应较原发性高血压病患者为低。

糖尿病合并高血压患者血压应控制在 130/80mmHg 以下,糖尿病高血压合并肾病者(24 小时尿蛋白排泄量超过 1 克)血压则应控制在 125/75mmHg 以下。糖尿病合并高血压的降压药选择与非糖尿病高血压患者有所不同。所选用的降压药应考虑到对患者糖代谢的影响。通常,应选用以下降压药:

①血管紧张素转换酶抑制药,如卡托普利(开搏通)、依那普利(悦宁定)、苯那普利(洛汀新)、西拉普利(一平苏)、培哚普利(雅施达)、雷米普利(瑞泰)和福辛普利(蒙诺)等。上述药可延缓患者肾功能减退及视网膜病变进展;

②血管紧张素 Ⅱ 受体拮抗药,如氯沙坦(科素亚)、缬沙坦(代文丁、安博维等);

③ α_1 受体阻滞药,如哌唑嗪(脉宁平)、特拉唑嗪(高特灵)和多沙唑嗪(喹唑嗪)等;

④利尿药,应用小剂量双氢克尿噻能减少糖尿病合并高血压患者心血管意外发生率,合并痛风者禁用。也可选吲哒帕胺(寿比山);

⑤ β 受体阻滞药易引起内源性胰岛素分泌障碍,掩盖低血糖症状,慎用或不用。

19. 什么是糖尿病早发冠心病?

通常,冠心病多发生于 40 岁以上男性,50 岁以上女性。早发冠心病是指男性 40 岁以前,女性 50 岁以前发生的冠心病。

早发冠心病常见于糖尿病患者,因为糖尿病患者常伴有高血压、高脂血症、高尿酸血症等,都是冠心病的危险因素,其中糖尿病或糖耐量异常是冠心病的独立危险因素。早发冠心病以单支病变为主、病变程度较轻,粥样硬化斑块内以脂质成分为主,纤维成分较少,纤维帽较薄(即软斑块),易破裂发生急性心肌梗死。由于病程短,不易形成侧支循环,预后不良。对早发冠心病患者的早期诊断、早期干预很重要。

20. 糖尿病患者合并冠心病有什么临床特点？

控制不良、病程较长的中老年糖尿病患者常易并发冠心病,70% 以上糖尿病患者并发冠心病。糖尿病合并冠心病者较非糖尿病患者常波及多支冠状动脉、病变范围广,冠状动脉狭窄严重,更容易发生冠状动脉栓塞和心肌梗死。

糖尿病患者冠心病心肌梗死患病率较非糖尿病患者高约10 倍。约 30% 以上糖尿病合并冠心病患者很少出现典型心绞痛症状,常表现疲乏、无力及上腹部不适等,或表现无痛性心肌梗死,有些患者以猝死为首发表现。这是由于糖尿病患者常伴有自主神经病变,患者疼痛感觉迟钝所致。对于糖尿病患者合并冠心病常易导致漏诊或误诊。糖尿病伴心脏自主神经病变的冠

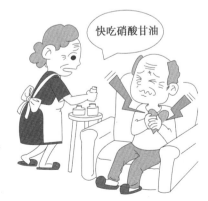

快吃硝酸甘油

心病患者病死率是无自主神经病变患者的 1.55~2.14 倍。大约 60% 的冠心病心肌梗死患者伴有糖代谢异常。

了解糖尿病性冠心病的发病特点后,应提高警惕,早诊断早治疗。

21. 如何发现糖尿病合并冠心病患者?

由于糖尿病合并冠心病患者临床表现不典型,如果糖尿病患者出现以下症状时,一定要警惕是否为心绞痛或心肌梗死发作:

①糖尿病患者不明原因的出现胸闷、气短或憋气、呼吸急促等表现;

②心悸或心律失常者;

③不明原因的出现肩痛、后背痛、手臂痛或咽痛、牙痛者;

④突发上腹部不适、腹痛、恶心和呕吐等;

⑤晕厥或短暂意识丧失、抽搐者;

⑥发生脑血管意外者。遇到糖尿病患者出现以上表现时,都要进行心电图、心肌酶检查。必要时进行随访,才不至于漏诊冠心病。

22. 糖尿病合并冠心病患者如何治疗?

发现糖尿病合并冠心病患者,应进行以下治疗:

①通过饮食、适当运动和降糖药物积极控制糖尿病患者血糖浓度,才能有效缓解病情和防止病情发展;

②冠心病和糖尿病都是慢性病,要坚持长期服药,进行综合治疗;

③治疗冠心病和糖尿病的同时,尚应治疗诱发冠心病的相关因素,如肥胖、高血压、高脂血症、高尿酸血症等;

④对于糖尿病患者突发心前区不适,经休息、含服硝酸甘油片、硝酸异山梨酯片、速效救心丸等数分钟内不缓解者,立即拨打120去医院急诊胸痛中心就诊。

23. 什么是糖尿病心肌病?如何治疗?

目前,对糖尿病心肌病无特异性诊断方法,是一种排除性诊断,即糖尿病特别是1型糖尿病患者出现不明原因心绞痛、严重室性心律失常、心力衰竭或猝死,同时伴视网膜微血管病变或肾病者,排除高心病、冠心病或心肌病后,则支持诊断。约50%糖尿病患者24小时心率变异性减弱或消失。多数患者心脏大小正常,伴高血压或心力衰竭者左心室增大。进行心内膜心肌活检除外其他原因所致心肌病。糖尿病心肌病是糖尿病患者血糖控制不良所致心肌损伤的特异性心肌病。其致病原因是胰岛素抵抗、糖代谢紊乱、细胞因子参与引起心肌细胞代谢异常、B族维生素缺乏和自主神经功能障碍,在心肌微血管病变基础上出现广泛灶性心肌坏死。

治疗:首先积极治疗糖尿病,控制血糖浓度;糖尿病合并高血压者应用血管紧张素转换酶抑制药、钙通道阻滞药和(或)α$_1$

受体阻滞药控制血压;高脂血症者应通过饮食、适当运动和调脂药控制血脂浓度;尚需治疗心绞痛、心律失常、心力衰竭等。目前,开展的细胞移植和基因治疗等将为糖尿病心肌病防治开辟新途径。

24. 糖尿病合并急性脑梗死怎么办?

糖尿病患者脑血管疾病发病率为非糖尿病人群的 2~4 倍,是糖尿病患者死亡的三大(心脑血管病和肾病)原因之一。糖尿病患者脑血管疾病常以脑栓塞或脑梗死多见。糖尿病患者发生脑梗死常与高血糖、高胰岛素血症、高脂血症和高凝状态及动脉血管内皮损伤等有关。患者病情与血糖浓度升高程度相关,糖尿病合并急性脑梗死患者血糖≥16.7mmol/L 预后不良。糖尿病患者多在凌晨突然出现偏瘫、失语或神志不清,经头颅磁共振检查不难诊断。此种患者需尽快住院治疗。

治疗:主要是改善脑循环,防治脑水肿和治疗合并症:

①应用胰岛素控制血糖;

②控制血压;

③静脉甘露醇降低颅内压。发病后 2~5 天脑肿胀达最严重程度,如果发现较晚或处理不及时,患者常死于颅内压增高所致脑疝。

④尿激酶溶栓和应用抗凝药,如小剂量阿司匹林和噻氯匹定;

⑤控制继发感染引起的发热可缩小梗死面积,体温增高则加重损害范围;

⑥预防应激性溃疡出血。不能进食的患者,两天后通过胃管给予肠内营养;

⑦应用神经细胞保护药;

⑧早期应用高压氧治疗可降低脑梗死病残率;

⑨对于昏迷患者保持呼吸道通畅,及时吸痰,预防肺炎和压疮发生。

25. 怎样才能发现糖尿病肾病患者?

糖尿病肾病是糖尿病常见慢性并发症,它是引起终末期肾病的常见原因,也是糖尿病患者致残或致死主要原因。有人统计,我国社区 2 型糖尿病患者糖尿病肾病患病率为 30%~50%;在住院的 2 型糖尿病患者中,糖尿病肾病患病率约为 40%。

糖尿病肾病起病隐匿,不易发现。当发现糖尿病患者尿液出现微量白蛋白时,即可诊断为糖尿病肾病。因发生白蛋白尿的原因较多,如妊娠、剧烈运动、发热、严重高血压、心力衰竭或尿路感染等,需排除相关影响因素后方可诊断。大部分糖尿病肾病患者常伴有糖尿病视网膜病变,糖尿病肾病常发生在糖尿病视网膜病变之后。因此,对糖尿病视网膜病变患者应认真进行筛查。糖尿病患者尿液有泡沫或出现高血压、视物模糊、眼

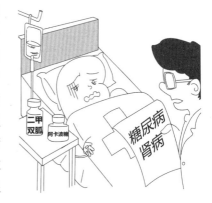

睑或下肢水肿时,都应检查尿常规和肾功能。肾脏病理活检是诊断糖尿病肾病的金标准,镜下可见肾小球系膜增生和基底膜增厚等。

26. 糖尿病肾病患者如何治疗?

糖尿病肾病是糖尿病患者肾衰竭的主要原因。糖尿病患者肾衰竭发生率是非糖尿病患者的 17 倍。病程在 1~3 年的 1 型糖尿病患者,8% 会出现微量蛋白尿;30 年后发病率增加至 50%~60%。糖尿病患者出现蛋白尿后,10 年左右将发展成终末期肾病。

糖尿病肾病治疗如下:

①伴有高血压者:降压治疗较降糖治疗更重要。首选血管紧张素转换酶抑制药(如一平苏、蒙诺、洛汀新)和血管紧张素 II 受体拮抗药(科素亚、代文、安博维),将血压控制在 125/75mmHg 以下。

②降糖药选择:二肽基肽酶 -4 抑制药可用于 2 型糖尿病伴肾损伤患者,耐受性好,不增加体重,低血糖风险小。如需用胰岛素治疗者,选用小剂量短效胰岛素治疗,严密监测血糖。

③透析治疗:肌酐清除率降至 15~20ml/min 或血肌酐浓度 > 442μmol/L 时,行透析治疗。

④移植治疗:单纯肾脏移植不能防止糖尿病肾病发生,也不能改善糖尿病合并症。目前提倡胰肾联合移植。

⑤综合治疗:适当限制蛋白质摄入,优质蛋白摄入量占总蛋白摄入量 50% 以上,限制植物蛋白摄入。低盐饮食,保持大便

通畅。定时监测血压、体重、尿常规、血肌酐和电解质等。

27. 糖尿病神经性膀胱是怎么回事？

　　排尿活动是由脊髓反射中枢和交感、副交感及体神经共同参与下，通过膀胱逼尿肌和尿道括约肌协调运动完成，上述任何神经损害引起排尿功能障碍称为神经性膀胱。长期高血糖可损害支配膀胱和尿道的自主神经，导致自主神经功能紊乱，膀胱逼尿肌或尿道括约肌功能障碍或二者功能不协调引起排尿功能障碍。

　　神经性膀胱是糖尿病的一种慢性并发症，发病率为37%~50%。患者常表现尿频、尿急及急迫性尿失禁，部分患者出现压力性尿失禁或遗尿。逼尿肌反射障碍患者，排尿时膀胱颈部扩张不能或不充分，出现排尿困难、尿潴留、充盈性尿失禁等，多数患者常继发尿路感染。在诊断神经膀胱前，首先应排除有无脑、脊髓病变和应用影响自主神经功能的药物，进而排除前列腺增生或前列腺癌、妇科肿瘤、尿路结石等对尿道、膀胱功能的影响。B超检查常显示残余尿量增多（正常尿量不超过50ml）方可诊断"糖尿病神经性膀胱病"。出现上述表现的糖尿病患者，就应该及时去看医生啦！

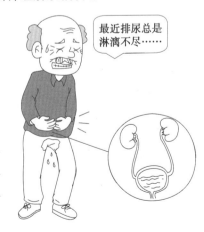

最近排尿总是淋漓不尽……

28. 遇到糖尿病神经膀胱尿潴留患者怎么办？

遇有糖尿病神经性膀胱患者应进行综合治疗：

①积极控制糖尿病，将血糖浓度控制在正常范围；

②抑制膀胱收缩药：丙胺太林或阿托品与黄酮哌酯（泌尿灵）和（或）硝苯地平，注意药物不良反应；

③促进膀胱排尿药：膀胱残余尿超过100ml者，可试用氨基甲酰甲基胆碱（或称乌拉胆碱、比赛可灵）治疗，加用α受体阻滞药（如特拉唑嗪或哌唑嗪）更有效。口服或肌注吡啶斯地明；

④针刺关元、气海、三阴交等穴位；

⑤肌内注射维生素 B_1、B_{12} 或静滴弥可保等促进神经功能恢复；

⑥多饮水，养成定时排尿习惯，每3~4小时排尿一次；

⑦合并感染者进行尿培养及药敏试验，给予相应抗生素抗感染；

⑧上述治疗无效的严重尿潴留者可留置导尿管；

⑨必要时行膀胱造瘘术或膀胱颈切开术。

29. 糖尿病患者性功能障碍的原因是什么？

糖尿病性功能障碍是糖尿病常见并发症之一，被认为是仅次于失明和截肢的第三大致残性病变。病程在5~10年的糖尿病患者性欲明显降低，性生活淡漠。其原因有：

①体内缺乏 B 族维生素引起阴部神经功能障碍,不能将兴奋传导到性器官,性生活力不从心;

②糖尿病常伴严重高脂血症,加速动脉粥样硬化形成,阴茎动脉或女性阴蒂海绵体血管狭窄,性器官血流明显减少,缺血缺氧,导致性功能不良;

③糖尿病患者性激素分泌常降低,引起性功能减退;

④患者尿糖易引起尿路细菌生长繁殖,发生龟头炎或外阴炎、阴道炎等,妨碍性交;

⑤有些糖尿病患者因疾病导致精神紧张,思想压力大,生怕爱人会厌恶,心理压力也会造成阳痿。

30. 男性糖尿病患者性功能障碍有何表现？

男性糖尿病患者常易发生性功能障碍,一些患者也常因性生活不和谐就诊。患者最初阴茎勃起不坚,随着病情发展,出现性欲低下、勃起功能障碍、射精异常、早泄及阳痿等。男性糖尿病患者阳痿发生率高达30%~75%,发病率随病程及年龄增长而增高。无清晨阴茎勃起现象时为器质性阳痿,提示病情严重。西地那非(万艾可)用于治疗勃起功能障碍。服用时,注意药物相互作用和不良反应等。

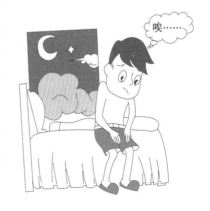

31. 女性糖尿病患者性功能障碍有何表现？

女性糖尿病患者性功能障碍不像男性那样突出,主要表现阴道爱液分泌严重减少;阴道润滑度差;阴道敏感度减弱,性唤起障碍、性欲下降、缺乏性高潮;性交时容易出现阴道痉挛及性交疼痛,阴道黏膜损伤和继发感染。长期血糖控制不佳及尿糖阳性者更易加重阴道或尿道感染。女性糖尿病患者发生性功能障碍者常出现性回避,拒绝性交。久而久之,易产生抑郁症,引起夫妇感情破裂和家庭不和睦等。

32. 怎样防治糖尿病患者性功能障碍？

糖尿病患者性功能障碍是一个较为复杂的问题。研究发现,糖尿病伴性功能障碍患者主要是因神经病变以及动脉硬化所致。应综合进行防治:

①积极将空腹血糖控制在 4.4~6.1mmol/L 及糖化血红蛋白浓度 <6.5%;

②长期预防应用复合维生素 B 及血管扩张药有助于缓解病情;

③可试用口服西地那非(万艾可、昔多芬)治疗勃起功能障碍;

④溴隐亭有助于调控血糖及降低糖化血红蛋白浓度,尚能治疗男性性欲减退和阳痿;

⑤选用降压药时,应考虑到所用降压药对性功能的影响。勿用利血平、甲基多巴和普萘洛尔等能加重性功能障碍的降压药;

⑥食用黄花鱼、海虾、黑豆、芝麻、核桃和韭菜等食物有助于增强性功能;

⑦纠正不良生活习惯,戒烟、戒酒;

⑧减轻心理压力,增强恢复性功能的自信心,必要时进行心理治疗。

33. 什么是糖尿病胃轻瘫?

1945年,朗德尔明确记载胃排空时间延迟与糖尿病之间的关系。1958年,卡桑德拉提出糖尿病胃轻瘫概念。糖尿病胃轻瘫常有餐后上腹胀痛、恶心、呕吐等。有些人误认为是胃炎,医生称之为糖尿病胃轻瘫。糖尿病性胃轻瘫是因血糖控制不达标导致支配胃肠神经功能障碍,使胃排空延迟及食物滞留。该病发病率达30%~60%以上。通常床旁B超检查可见胃排空延迟,进食6小时后胃内仍可见食物潴留。遇有该病患者,积极控制血糖浓度及调节饮食的同时,尚可试用甲氧氯普胺(胃复安)、多潘立酮(吗丁啉)或低剂量红霉素治疗。

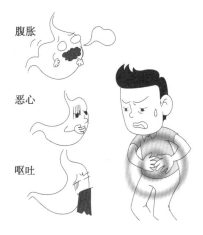

腹胀

恶心

呕吐

34. 糖尿病患者出现便秘是怎么回事?

正常情况下,胃肠蠕动有赖于交感神经和迷走神经协调完成。持续血糖浓度升高会严重损害自主神经引起胃肠蠕动障碍,大便不易排出;糖尿病本身及一些药物都会使肠道有益菌群数量减少,有害菌群数量剧增,肠道菌群结构失调引发便秘等;此外,糖尿病患者代谢紊乱引起负氮平衡,营养不良,致腹肌和会阴肌肌力减退,排便无力。66% 以上糖尿病患者伴有

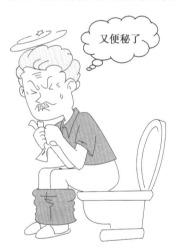

又便秘了

迷走神经功能障碍,胃肠蠕动减慢,容易发生便秘。大约 50% 的住院糖尿病患者会出现便秘。10%~20% 糖尿病患者伴有糖尿病肠病,是因血糖长期不达标发生交感和迷走神经功能障碍导致胃肠蠕动异常。糖尿病肠病患者发生排便困难,每周大便 1~2 次或数周一次,痛苦难堪。少数患者便秘及腹泻交替出现。出现上述情况应及时就诊。

35. 糖尿病便秘患者如何治疗?

当然,将血糖浓度控制在正常范围是首位治疗。与此同

时,尚需辅以采取以下措施：

①增加高纤维食物（如芹菜、丝瓜等）和"产气"食物（如豆腐、笋、萝卜等），多饮水,有助于增加肠蠕动,缓解便秘；

②功能性低聚糖,如异麦芽低聚糖（立健）果糖或木糖等虽有甜味,但不影响血糖浓度。肠道无水解异麦芽低聚糖酶系统,食入后不被消化吸收,是肠道的有益菌生长因子,进入肠道后,能使肠道内有益菌快速增殖,让肠道菌群结构恢复平衡,发挥润肠通便作用；

③适当运动（慢跑、太极和瑜伽等）有助于胃肠蠕动；

④糖尿病长期顽固性便秘者药物治疗较困难,硫酸镁仅对肠液分泌不足便秘者有效；润滑剂如蓖麻油有一定疗效,长期应用可引起脂溶性维生素吸收不良。中药大黄、番泻叶、果导不宜选用,长期服用可致肠肌层神经节细胞退行性病变,加重便秘。可选用如四磨汤、六味安消、麻仁润肠、复方芦荟等；

⑤腹部按摩促进大肠蠕动和每日加强腹肌力量锻炼（如收腹抬腿、仰卧起坐,收腹提肛运动等）,增强排便肌力；

⑥养成每日晨起定时排便习惯；

⑦促胃肠动力药,如吗丁啉和西沙必利等。

36. 糖尿病患者出现腹泻是怎么回事？

糖尿病腹泻与糖尿病便秘有共同发病基础,都是基于糖尿病肠病,只是临床表现不一样而已。这种患者每天腹泻频频,高达 20~30 次,呈糊状或水样泻,无脓血,腹泻夜间加重,白天较轻。病程长者,可出现大便失禁,脱水明显,日渐消瘦,发生严重营养不良。粪常规检查,无感染证据。易发生感染的糖尿病患者,由于长期大量应用抗生素会引起肠道菌群失调,表现为严重腹泻,粪便培养可排除诊断。

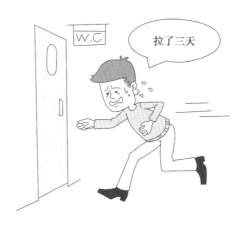

37. 糖尿病腹泻患者如何治疗？

糖尿病慢性腹泻,在控制好血糖的前提下,辅以下述治疗:

①食用清淡低脂流质易消化吸收食物,如稍有咸味的西红柿蛋白面片汤或米汤、果汁或新鲜果蔬等;

②不宜食用牛奶和蔗糖等易产气流质食物。有些患者服用牛奶后常会加重腹泻症状;

③少食生冷、硬食物;

④保持良好情绪;

⑤有感染时先控制感染,无感染时服用双歧四联活菌片、乳酶生、乳酸菌素片;

⑥补充复合维生素 B 和维生素 C,如鲜橘汁、果汁以及番茄汁等。

38. 糖尿病能引起哪些眼病？

控制不良的糖尿病患者可发生眼部组织各种病变,包括结膜小点状微血管瘤,角膜触觉减退、虹膜红变、新生血管性青光眼、瞳孔对光反射迟钝、白内障、糖尿病视网膜病变、视神经病变、眼外肌麻痹、视神经萎缩及屈光不正等,糖尿病视网膜病变及糖尿病性白内障最常见。糖尿病眼部并发症与糖尿病病程、是否合并高血压、高脂血症和血糖、血压、血脂控制程度等密切相关。

39. 什么是糖尿病视网膜病变？

糖尿病视网膜病变是糖尿病最重要的眼部并发症,也是成人致盲的最重要原因之一。按照病情严重程度分为非增生期糖尿病视网膜病变和增生期糖尿病视网膜病变:

①非增生期糖尿病视网膜病变:眼底表现主要有微血管瘤、视网膜浅层及深层的出血、硬性渗出、棉绒斑、视网膜水肿,累及黄斑则视力明显下降;

②增生期糖尿病视网膜病变:除非增生期改变外,大面积视网膜毛细血管闭塞、缺血,缺血区视网膜产生血管生长因子,促进视网膜新生血管生成,进展形成新生血管膜。新生血管容易

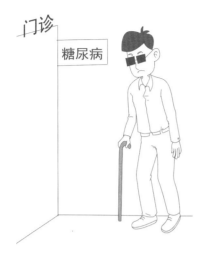

破裂出血，大量玻璃体积血发生机化、牵拉视网膜致视网膜脱离。新生血管通过玻璃体进入前房，促使虹膜、房角产生新生血管，最终形成新生血管性青光眼，导致视力急剧下降甚至失明。

需要注意的是，糖尿病视网膜病变早期虽无症状，但需积极治疗。因此，定期随诊观察眼底变化非常重要。

40. 如何预防和治疗糖尿病视网膜病变？

糖尿病视网膜病变能导致不可逆性盲，因此积极预防其发生及治疗已发生的糖尿病视网膜病变至关重要。一旦患有糖尿病，就应该严格控制血糖、血压、血脂，尽量推迟眼部及全身并发症的发生；定期检查眼底，必要时行眼底荧光血管造影检查，做到早发现、早诊断、早治疗。

临床出现增生前期糖尿病视网膜病变需要进行视网膜激光光凝治疗，破坏周边缺血的视网膜，保证中央区域视网膜的血供，防止新生血管形成，使已形成的新生血管退化，阻止病情继续恶化。对于黄斑区水肿的患者可根据需要进行格栅样视网膜光凝、眼内注射激素或抗血管内皮生长因子药物治疗。出现长时间不吸收的玻璃体积血或出现牵拉性视网膜脱离时，需要进行玻璃体切除手术治疗。

41. 糖尿病性白内障有哪些特点？

糖尿病性白内障包括糖尿病真性白内障及合并老年皮质性白内障两种。2型糖尿病患者血糖化血红蛋白浓度降低1%,白内障发生率降低19%。

糖尿病真性白内障主要发生于青少年1型糖尿病患者,多双眼发病,病情进展快,常伴有屈光不正。病情控制不良血糖严重升高时,房水渗入晶状体,晶状体凸变明显,出现近视;应用降糖药过量血糖下降幅度较大时,晶状体内水分渗出,晶状体收缩变扁,即会发生远视。

糖尿病患者合并老年皮质性白内障者,临床表现与一般老年皮质性白内障相似,但发病较早,病变发展速度较快。老年性白内障分为皮质性、核性和囊下性三种类型,前者多见。对视力的影响随混浊部位及程度的不同而不同:早期自觉眼前有固定不动的黑点,常出现单眼复视或多视现象,混浊部位不同,视力障碍出现时间亦不同。混浊进展较快者,视力障碍逐渐加重,最终视力降低至指数以下或仅有光感。

42. 糖尿病性白内障手术治疗时机如何选择？疗效如何？

当您患了糖尿病性白内障视物不清时,不必忧伤和害怕。

165

如果经检查您未合并视网膜病变,待糖尿病控制良好,病情稳定后,择期行白内障手术即可复明。如果您合并视网膜病变,白内障术后视力恢复就不理想啦。另外,白内障手术本身有可能促进糖尿病视网膜病变的发展。因此,对于糖尿病患者的白内障,在不影响观察眼底情况下,尽量推迟手术时间;一旦白内障影响眼底病变观察及治疗时,则需积极行白内障手术治疗,以便更好更及时地观察及治疗眼底病变。

43. 您知道糖尿病患者容易患哪些口腔疾病吗?

口腔内的温度、湿度、酸碱度、食物残渣和空气等条件给细菌生长繁殖创造了良好条件。口腔内细菌数目较皮肤细菌数多,种类繁杂。糖尿病患者唾液糖含量增加,更有利于口腔内细菌滋生繁殖。血糖控制不良的糖尿病患者不注意口腔卫生,更易罹患口腔疾病。糖尿病患者常见的口腔疾病包括:

①牙龈炎:牙龈充血、出血、水肿、疼痛或糜烂。久而久之,牙齿松动和脱落。

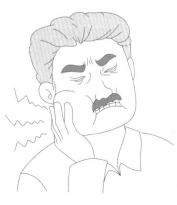

②牙周炎:发病率较普通人高 8.5 倍,牙齿脱落风险高 2 倍,可伴牙周脓肿、牙周袋形成,牙龈出血伴脓性渗出,最终导致牙齿松动或脱落。

③口腔真菌感染:见于 16% 糖尿病患者,多为念珠菌感染,口腔颊黏膜白膜、红斑或

口角炎。

④口腔糜烂性扁平苔藓:口腔黏膜呈现网状白纹、发红或黏膜糜烂、疼痛。

⑤龋病(蛀牙):糖尿病患者唾液量明显减少,不能很好清洁口腔,并且唾液酸度增加,更有利于致龋菌生长。

⑥腭部炎症:发热、局部疼痛、肿胀和吞咽困难。

44. 怎样预防糖尿病患者口腔疾病?

糖尿病与口腔疾病密切相关。血糖控制不好,很容易发生口腔疾病,并且不易治愈。因此,糖尿病患者应积极配合医生治疗,维持血糖浓度达标。同时,要学习口腔疾病预防常识和口腔护理方法。经常关注口腔健康,定期进行口腔检查,发现问题及时治疗。

45. 糖尿病患者牙菌斑是怎么回事?

牙菌斑是牙齿表面由大量细菌、白细胞、脱落上皮细胞和食物残屑形成的一层无色薄膜。根据牙菌斑所在部位分为:

①位于牙龈缘上牙面的龈上菌斑;

②位于龈下的龈下菌斑;

③位于牙齿光滑面的光滑面菌斑;

④位于牙面沟裂内的沟裂菌斑。

牙菌斑与龋病和牙周病发生有密切关系。老年2型糖尿病患者牙菌斑与血糖浓度明显有关。控制不良的糖尿病患者更易发生牙菌斑。糖尿病患者牙菌斑形成后刺激牙龈产生牙龈炎，牙龈炎可发展为牙周炎，引起牙槽骨破坏，牙齿松动和脱落。老年糖尿病朋友，您知道满口无牙该是多么痛苦吗？

46. 糖尿病患者牙菌斑与幽门螺杆菌感染有关吗？

1983年，澳大利亚消化科医生沃伦首先从慢性活动性胃炎患者胃黏膜上皮活检标本中分离出革兰阴性幽门螺杆菌，它是胃溃疡、胃炎及胃癌的重要致病因子。该菌引起的胃溃疡可使维生素 B_{12} 吸收障碍，继而导致贫血。反之，维生素 B_{12} 缺乏者，易患胃幽门螺杆菌感染和含有幽门螺杆菌的牙菌斑。胃幽门螺杆菌感染复发的主要原因是患者存在含有幽门螺杆菌牙菌斑。治愈胃幽门螺杆菌感染，必须清除牙菌斑。否则，胃幽门螺杆菌感染不易治愈！

47. 糖尿病患者患了牙菌斑怎么办？

糖尿病患者在治疗期间应定期到口腔科检查，以期尽早发现牙菌斑。牙菌斑易致龋病和牙周病，发现后应及时治疗。老生常谈，在积极控制糖尿病的同时，清除牙菌斑：

①刷牙是清除牙斑的基本措施。应掌握正确刷牙方法，每

天早晚刷牙；

②牙线能有效清除牙齿邻面牙菌斑；

③用牙签清除牙齿邻接面食物、软垢和部分牙菌斑；

④牙间刷能有效清除牙齿邻接面牙菌斑；

⑤用牙膏刷牙有助于清除牙菌斑，尚有爽口、除口臭功效；

⑥漱口和漱口液虽不能清除牙菌斑，但可减少其形成。

48. 糖尿病患者患了牙周感染怎么办？

糖尿病合并牙周炎患者表现牙龈充血、肿胀，口腔有异味，牙齿疼痛或压痛。严重时发生牙周脓肿、牙齿松动、移位或牙齿脱落。牙周炎可加重血糖升高。治疗应先控制血糖；同时，找口腔科医生给予局部消炎，冲洗、刮治牙周袋，局部用药。疑有血行感染脓毒症者，应请急诊科医生会诊治疗。糖尿病患者，应每3~6 个月进行一次口腔保健检查。

49. 糖尿病足是怎么回事？

在非创伤性截肢患者中糖尿病足占 50%。因此，预防糖尿病足是减少致残的重要措施。糖尿病足因下肢神经、血管病变和局部受压或损伤所致。预防其发生首先要积极控制血糖。做到早期发现，尽早治疗。糖尿病患者，一旦感到足部麻木和疼痛，走路时加重，休息缓解者，就要经常检查足背动脉搏动情况。如果一侧足背动脉减弱,应进一步行下肢动脉超声或下肢血管造影检查。确诊后,要找专科医生进行相关治疗。

通常,糖尿病患者应每年进行并发症检查。发现足部病变症状或早期实验室检查异常时,每半年或三个月检查一次病变部位。注意足部皮肤色泽改变(苍白、发红或发紫),有无外伤、破损等。要对双足进行保护,每天用35℃左右温水洗脚,软毛巾擦干;避免局部受压,损伤和感染;袜子要经常换洗,鞋子要宽松,底部要松软等。

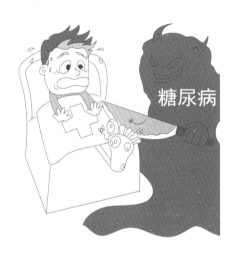

50. 糖尿病患者为什么容易患骨骼并发症?

血糖控制不良的2型糖尿病患者,高血糖增加晚期糖基化终末产物(AGE)蓄积,抑制成骨细胞表达,使破骨细胞功能增强,引起骨骼损伤;合并肾脏病变的糖尿病患者尿钙、磷排出过多,骨骼矿化不足,骨脆性增加。更由于尿蛋白丢失增多,骨胶原合成及矿化能力降低;糖尿病微血管并发症使骨骼血供减少。上述诸因素都是促发糖尿病患者容易发生骨质疏松及骨折的原因。

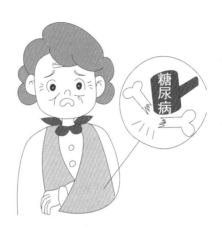

51. 糖尿病患者容易合并哪些感染?

糖尿病患者常易合并细菌、结核杆菌、真菌、病毒等引起的感染,发生率约为32.7%~90.3%,能波及大多数器官和系统:

①呼吸道感染约占29.5%~45%,病死率高达41%,常见细菌为肺炎链球菌、葡萄球菌、大肠埃希菌等,肺结核患病率为非糖尿病患者的2~8倍。此外为白色念珠菌、曲霉菌等;

②尿路感染,女性多于男性,包括尿道炎、膀胱炎、前列腺炎和肾盂肾炎,常见致病菌为大肠埃希菌,约占50%~70%;

③皮肤组织感染不易愈合,表现毛囊炎、疖、痈等,偶见丹

毒。常见溶血性球菌、金黄色葡萄球菌、梭状芽孢杆菌等。皮肤真菌感染,有癣菌病和皮肤黏膜念珠菌,如外阴炎、会阴部瘙痒等。糖尿病患者发生感染不易控制,容易发生脓毒症,常较严重,病死率高。

52. 糖尿病患者感染性皮肤病变有哪些?

糖尿病患者还会出现各种感染性皮肤病变,包括:

①病毒性:带状疱疹常见于血糖控制不佳的糖尿病患者,多伴严重神经疼痛;

②细菌性:皮肤化脓性感染表现局部红、肿、热、痛,破溃处可见脓性分泌物,可表现为毛囊炎、脓疱疮、疖、痈等,反复出现,久治不愈;

③真菌性:真菌感染者不易治愈。表现为念珠菌性甲病、股癣、体癣等。女性患者可表现外阴皮肤瘙痒、阴道炎伴有豆渣样分泌物。遇有该类患者时,应常规检查排除糖尿病诊断。

53. 为什么糖尿病患者容易发生感染并发症?

糖尿病患者容易发生感染并发症的原因:

①体内胰岛素减少或抵抗,血糖浓度升高,有助于细菌生长繁殖;

②蛋白质合成减少,免疫球蛋白、补体、抗体减少,体液免疫

功能低下；

③血中性粒细胞吞噬功能和杀菌功能降低，淋巴细胞凋亡增加，血淋巴细胞减少，细胞免疫功能降低；

④糖尿病常伴有微血管病变，组织和器官供血减少有利于细菌生长繁殖；

⑤糖尿病并发神经膀胱和尿潴留更易致尿路细菌繁殖感染。

54. 糖尿病患者非感染性皮肤病变有哪些？

约 50% 的糖尿病患者会出现皮肤病变：

①皮肤瘙痒症：患者痒无定处，老年患者表现全身瘙痒，女性患者多为外阴部瘙痒；

②皮肤潮红病：见于 21%~59% 的 2 型和 7% 的 1 型糖尿病患者，多出现在面部，又称面部红斑，也可见于掌跖部位，呈玫瑰色红斑。约 10% 患者皮肤感觉异常。此患者常伴肾脏、视网膜或周围神经病变；

③大疱病：约见于 0.5% 患者，多见于手足皮肤，呈多发水疱，疱内液体清亮，大小不等，边缘清楚，周围皮肤正常，易破溃，2~5 周自愈，也可反复出现，水疱消退后遗留瘢痕或局部皮肤萎缩；

④黄瘤病：膝、肘、背或臀部皮肤呈米粒到黄豆粒大小丘疹，较硬；

⑤皮肤干燥综合征：1 型糖尿病患者约 22% 出现皮肤干燥和脱屑；

⑥硬肿病:见于约 30% 肥胖型 2 型糖尿病患者,男:女比例为 10:1,上背、颈及肩部皮肤弥散性非凹陷性肿胀发硬,胸部皮肤罕见。无特异性病理表现;

⑦关节僵直和蜡样皮肤增厚:见于手和足部关节皮肤,有时累及前臂和股部。1 型糖尿病发生率 30%~50%,2 型糖尿病患者发生率随病程延长增加;

⑧胫前皮肤色素斑:1964 年梅林首先报道。见于 9%~55% 的 2 型糖尿病患者,罕见于 1 型糖尿病患者。胫前皮肤初始为 0.5~1.0 厘米圆形或卵圆形暗红色丘疹,缓慢扩大,有鳞屑,日久形成褐色萎缩斑;

⑨湿疹:皮肤发红、斑丘疹,有渗出,皮肤增厚和硬化。出现以上皮肤表现者,应注意检查血糖或糖化血红蛋白。

七、糖尿病患者特殊人群篇

01. 什么是糖尿病特殊人群?

　　糖尿病特殊人群是指患有糖尿病的儿童、老人、孕妇和肝、肾损伤或围手术期患者。上述糖尿病患者因年龄、性别、身体生理和病理状态不同,糖尿病临床表现、诊断和处理各异。遇到上述糖尿病患者时,在处理过程中应全面慎重考虑,选择降糖药或胰岛素治疗时应区别对待。

02. 儿童也能患糖尿病吗?

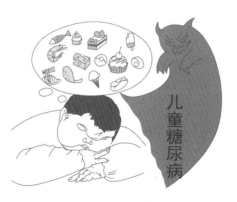

　　按照种族,白人儿童糖尿病发病率较高,黄种人儿童糖尿病发病率较低。儿童各年龄段均可发生糖尿病,但是以 5~7 岁 和 10~14 岁年龄组多见。儿童所患糖尿病主要是 1 型糖尿病。1 型糖尿病需要终身胰岛素治疗。随着社会进步,物质文化生活水平提高,儿童肥胖人群增多,儿童 2 型糖尿病发病趋势增多。如果糖尿病患儿配合较好,把血糖控制在适当水平,他们也能同正常孩子一样学习、生活。

03. 儿童患糖尿病与睡眠障碍有关吗?

睡眠时间少的儿童罹患 2 型糖尿病风险更高。对 9~10 岁英国儿童研究显示,每晚平均睡眠 10.5 小时,睡眠时间越长,糖尿病风险越低。平均每多睡一个小时,胰岛素抵抗水平下降 2.9%,空腹血糖浓度下降 0.24%。据此推论,儿童睡眠时间与 2 型糖尿病风险呈负相关。其中因果关系尚待进一步研究。

04. 儿童糖尿病有何特点?

儿童糖尿病大多数为 1 型糖尿病,常具有糖尿病典型"三多一少(多饮、多尿、多食及体重减轻)"表现,病情较成年人重,发病时间多较成年人确切。

● 儿童 1 型糖尿病发病急,约 1/3 患儿常以酮症酸中毒昏迷首次就诊。

● 儿童 2 型糖尿病发病隐匿,早期不易发现。

● 儿童糖尿病至成年期常伴有心、肾、眼及神经病变等并发症。

● 通常,大多数儿童糖尿病患者无需进行口服糖耐量试验就能诊断。糖化血红蛋白均增高。

● 多数患儿血胰岛素及 C 肽浓度降低,少数发病早期血 C 肽浓度正常。

● 新发儿童1型糖尿病血胰岛细胞抗体阳性率高达85%，血谷氨酸脱羧酶抗体阳性持续时间较长，血胰岛素自身抗体也常呈阳性。

05. 儿童1型糖尿病有哪些常见表现？

儿童1型糖尿病发病常突然，症状明显，常出现"三多一少"，表现多食、多饮、多尿，伴有进行性消瘦等。约半数患儿以酮症酸中毒为首发表现，出现食欲缺乏、恶心、呕吐、腹痛及神志模糊、嗜睡或昏迷。年龄越小酮症酸中毒症状越明显。就诊时，检查会发现血糖明显升高，尿糖（++~+++），酮体阳性；血胰岛素浓度和C肽浓度很低，胰岛细胞抗体、谷氨酸脱羧酶抗体、胰岛素自身抗体阳性。

06. 儿童糖尿病怎么诊断？

儿童糖尿病是指15岁以下发生糖尿病的儿童。儿童糖尿病诊断标准与成年人相同，有糖尿病"三多一少"症状者符合下述三条之一者即可诊断为糖尿病：

①随机血糖≥11.1mmol/L；

②空腹血糖≥7.0mmol/L；

③口服葡萄糖耐量试验2小时血糖≥11.1mmol/L。

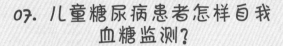

07. 儿童糖尿病患者怎样自我血糖监测？

每天定时测血糖。未达标者，每天血糖监测≥5 次，包括空腹、三餐后和睡前。达标后，应减少每天血糖测定次数。推荐 2~3 个月到医院定期复查（身高、体重、血压、血脂、空腹和餐后血糖、糖化血红蛋白等）。半年到一年筛查一次慢性并发症（视网膜病变、周围神经病变、肾病和心脑血管病变等）。中国糖尿病防治指南推荐儿童青少年血糖控制目标如下：

年龄段（岁）	血糖控制目标（mmol/L）	
	餐前	睡前 / 夜间
0~6	5.6~10.0	6.1~11.1
7~12	5.0~10.0	5.6~10.0
13~19	5.0~7.2	5.0~8.3

08. 儿童糖尿病患者家长需要了解糖化血红蛋白吗？

答案是肯定的。糖化血红蛋白是人体血液中红细胞内血红蛋白和血糖相结合的物质，可反映既往 2~3 个月平均血糖浓度如何，对于判定长期血糖控制好坏起很重要作用。血糖控制不佳时，随着血糖持续增高而增高，不受短期饮食和运动影响，但不能代替自我血糖监测。中国糖尿病指南推荐儿童青少年糖化血红蛋白控制目标如下：

年龄（岁）	糖化血红蛋白	说明
0~6	7.5%~8.5%	易发生低血糖
7~12	≤8.0%	青春期前低血糖风险相对高
13~19	<7.5%	考虑发育和精神健康

09. 儿童糖尿病患者饮食需要注意哪些？

🌱 患儿处于生长发育关键时期，不能过分控制能量摄入，要满足生长发育和活动消耗需要。

> 儿童总能量（千卡）=1000+100×（年龄 −1）。
>
> 肥胖儿总能量（千卡）=1000+100×（年龄 −2）。
>
> 营养素比例为碳水化合物 50%~55%，蛋白质 15%~20%，脂肪 25%~30%。

🌱 饮食宜多样化，合理搭配，定时定量，必要时适当加餐，防止发生低血糖。通过监测餐后血糖决定胰岛素用量。随着年龄增长要逐渐增加每日热能摄入量，应使患儿不出现饥饿为前提。为预防热能供给不足，应定期给孩子测身高和体重，并与同性别和同龄正常儿童进行比较。

🌱 高盐能增加高脂、高热食物的美味度，也会刺激孩子高糖食物摄入，"孩子每多吃 1 克盐，超重或肥胖的风险就增加 23%"。肥胖不利于糖尿病的控制。因此，肥胖的孩子一定要限制盐的摄入。

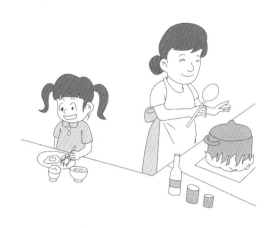

10. 儿童糖尿病患者不宜选用 哪些食物?

　　儿童糖尿病患者食物自控力远不如成年人糖尿病患者,一是年龄小不懂道理,二是小孩爱吃甜食。如果家长不严加监管,小孩很不容易控制。

　　以下食物对于 1 型糖尿病患儿应加限制:纯糖食物和高糖食物,如红糖、白糖、蔗糖、奶油和巧克力等;高脂肪食品,如油炸食物(即富含动物脂肪食物);高糖饮料和果汁。

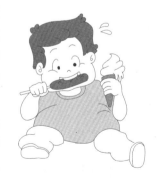

　　此外,含淀粉高的食物如粉丝、土豆、粉皮及红薯等也应适当限制,过多摄入会引起高血糖。食物烹饪方式以清炖、水煮或凉拌为好。

11. 儿童糖尿病患者运动时应注意哪些？

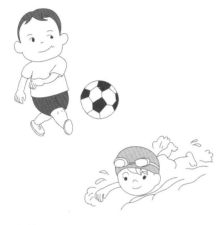

🌸 适量运动对糖尿病儿童是有益处的，可增加对葡萄糖利用，有利于控制血糖，如散步、做操、爬楼梯、快走、慢跑、骑车、跳绳、适当游泳和球类运动。

🌸 避免爬高和潜水，上述运动在发生低血糖时有危险。做到全身发热微微出汗为最佳，运动时间最好选择餐后 1 小时，不宜餐后立即运动，避免胃部不适，选择温度适宜和傍晚时运动。

🌸 血糖 >13.9mmol/L 且尿酮体阳性，或血糖 >16.7mmol/L 时，应避免运动。近期出现感染、发热、腹泻或低血糖时不宜运动。

12. 儿童 2 型糖尿病患者选用哪些降糖药？

儿童 2 型糖尿病患者选用哪些降糖药应根据具体情况而定：**营养不良者主要注射胰岛素治疗**；10 岁以上营养状态较好、经饮食调节和适当运动后血糖不能控制或糖化血红蛋白高于

7% 时，**应用二甲双胍治疗**。其他口服降糖药不适于儿童糖尿病患者。

13. 儿童糖尿病患者发生低血糖怎么办？

糖尿病患儿进食过少、延迟或空腹时间过长、运动过量、胰岛素用量过多或敏感性高时，常出现饥饿感、恶心、出汗、颤抖、头痛、面色苍白、烦躁，甚至嗜睡或昏迷。血糖监测≤3.9mmol/L时，配合者立即给予食物（如葡萄糖或蜂蜜、水果糖、含糖饮料或果汁；不能配合者，需静脉输入葡萄糖。30 分钟监测一次血糖直到症状消失且血糖 >3.9mmol/L。

14. 老年糖尿病患者有何特点？

在显微镜下，老年糖尿病患者胰岛 β 细胞数量减少，α 细胞增加，δ 细胞相对增多，纤维组织增生。老年期胰岛 β 细胞胰岛素释放延迟，糖耐量异常。因此，老年糖尿病患者表现有以下特点：

①发病率高；

②主要为 2 型糖尿病；

③糖尿病典型"三多一少"症状不明显；

④常以糖尿病并发症为首发表现，如不明原因昏迷、视力进行性下降、手足麻木等就诊；

⑤急性并发症常见为低血糖或高渗性高血糖非酮症综合征等,并且急性并发症表现不典型,容易误诊或漏诊;

⑥伴发病(如急性无痛性心肌梗死或脑梗死等)多及合并器官功能障碍者也多;

⑦常因健康查体或其他疾病(感染或心脑血管疾病等)就诊时发现。为减少对老年糖尿病的漏诊或误诊,对于任何老年病患者都应进行尿常规、血糖或糖化血红蛋白检查。

15. 如何诊断老年糖尿病患者?

1980年,联合国提出60岁以上的糖尿病患者即为老年糖尿病。老年糖尿病诊断标准与非老年患者一样,具备以下标准即可诊断:

①有糖尿病"三多一少"症状者,需有一次空腹血糖浓度≥7.0mmol/L,或一次餐后2小时血糖浓度≥11.1mmol/L,或一次任意血糖浓度≥11.1mmol/L;

②无上述症状者,需有两次空腹血糖浓度≥7.0mmol/L,或两次餐后2小时血糖浓度≥11.1mmol/L,或任意血糖浓度≥11.1mmol/L及空腹血糖浓度≥7.0mmol/L即可诊断为老年糖尿病。

16. 老年糖尿病患者血糖控制目标是什么?

老年糖尿病患者对低血糖耐受性差,并发症及合并症多,病情复杂。在治疗过程中,严密进行血糖监测。

2016年美国糖尿病协会建议,对身体健康的老年患者,空腹或餐前血糖控制目标在5.0~7.2mmol/L,睡前血糖在5.0~8.3mmol/L,糖化血红蛋白控制目标为<7.5%;对合并多种慢性疾病或日常生活活动能力差或合并轻中度认知功能障碍、预期生存寿命尚可,有低血糖和跌倒风险的老年人,空腹或餐前血糖控制在5.0~8.3mmol/L,睡前血糖控制在5.6~10.0mmol/L,糖化血红蛋白控制目标为<8.0%;对健康状况差,需长期护理或有慢性疾病晚期或中至重度认知功能障碍或日常生活活动能力受损,预期生存寿命有限者,空腹或餐前血糖控制在5.6~10.0mmol/L,睡前血糖控制在6.1~11.1mmol/L,糖化血红蛋白控制目标为<8.5%。

17. 老年糖尿病患者应选用哪些降糖药?

老年糖尿病患者选用口服降糖药时应慎重。因为,老年患者常有潜在性肝肾功能障碍,代谢速度减慢。选药不当,可加重肝肾损害或引起低血糖。

第一代磺脲类降糖药(D860,格列本脲或优降糖)服后容易使老年患者发生低血糖。第二代磺脲类降糖药格列齐特(达美康)很少发生低血糖,可作为非肥胖型老年2型糖尿病患者首选治疗;格列喹酮(糖适平)95%在肝脏代谢,经粪便排出,仅5%经肾排泄,适用于轻、中度肾功能障碍者。二甲双胍能降低食欲、抑制肠道葡萄糖吸收、减轻体重和增加胰岛素敏感性,适用于肥胖型老年糖尿病患者。阿卡波糖(拜糖平)减少单糖生成,明显降低餐后血糖,适用于轻型老年患者。口服降糖药无效或有并发症的患者,可应用胰岛素治疗。

18. 老年糖尿病患者应用胰岛素需注意什么?

老年糖尿病患者应用胰岛素最重要的是注意低血糖,严重低血糖可以致命。为预防低血糖应注意以下几点:

①根据病情,严格控制胰岛素用量;

②肝肾损伤时,应减少胰岛素用量;

③注射胰岛素后按时进餐;

④活动量大或进餐量少者应据情减少胰岛素用量;

⑤应用胰岛素的老年人,特别是脑功能障碍者对低血糖感知性和耐受性差,应由专人照顾,以防发生低血糖;

⑥注射胰岛素后不能独自外出,必要时应有专人陪伴;

⑦严密监测血糖浓度,发现低血糖表现立即处理;

⑧对老年糖尿病患者,血糖控制不宜太严格。

19. 什么是妊娠糖尿病?

妊娠糖尿病是指妊娠前血糖浓度正常而在妊娠期间发生的糖尿病。糖尿病合并妊娠是指原有糖尿病的患者发生妊娠。在妊娠合并糖尿病的患者中,约80%以上为妊娠糖尿病。无论哪一种情况,糖尿病都对胎儿和母体有较大危害,可引起巨大胎儿、难产、新生儿血糖过低或妊娠高血压综合征等多种并发症。

因此,对于妊娠糖尿病或糖尿病合并妊娠的患者都应很好监测和控制血糖浓度,以防发生不良后果。

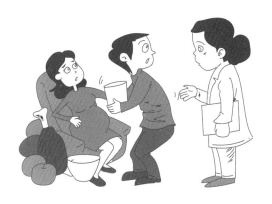

20. 妊娠期妇女血糖有何变化?

由于妊娠期胎盘激素分泌,对胰岛素产生抵抗,使妊娠期血糖代谢发生改变。通常,妊娠期妇女血糖浓度较正常女性低,但是尿糖阳性率远高于正常女性。妊娠期妇女空腹血胰岛素浓度随孕周增加而降低,而空腹血糖浓度较孕前低,是因胎儿靠母体血糖供能所致,足月胎儿消耗葡萄糖 6mg/(kg·min)。因此,随着孕龄增加,孕妇血糖逐渐减低。人胎盘分泌的人绒毛膜生长激素(人胎盘催乳激素)通过拮抗胰岛素作用来保证胎儿代谢与营养需要。在非空腹状态下,妊娠期妇女血糖浓度升高除胎盘分泌的对抗胰岛素作用的激素外,可能尚有体内胰岛素靶细胞对胰岛素敏感性降低的原因。

21. 为什么妊娠期容易患糖尿病？

🌸 妊娠期发现糖尿病有两种情况：一是糖尿病合并妊娠，即妊娠前患者已有糖尿病；另一种是孕前无糖尿病或糖耐量异常，妊娠期发生糖尿病即为妊娠糖尿病。妊娠糖尿病发生机制可能为：

①孕期饮食容易发生营养过剩，且体力活动少，易增重引起胰岛素抵抗和血糖升高；

②妊娠时胎盘可产生多种胰岛素对抗激素，按其强弱顺序：孕酮 > 胎盘泌乳素 > 雌激素；

③孕期血清脂联素降低是胰岛素抵抗和妊娠糖尿病独立危险因素；

④孕期分泌的瘦素随孕周而增多，瘦素拮抗胰岛素；

⑤胎盘是肿瘤坏死因子 α 主要来源，它能降低胰岛素敏感性。

🌸 我国孕产妇妊娠糖尿病发病率已达 1%~7%。二胎妊娠糖尿病复发率高达 33%~69%。高龄产妇妊娠糖尿病发病几率为非高龄产妇的8.2倍。大多数妊娠糖尿病产后可自行缓解。

🌸 早期妊娠时，空腹血糖浓度约降低 10%；12 周时，血糖浓度达低谷，并以此血糖浓度维持至分娩。中期妊娠24~28 周时，胎盘分泌的抗胰岛素激素浓度迅速上升；晚期妊娠 32~34 周时，血抗胰岛素激素浓度达高峰，此时胰岛素抵抗现象最明显。

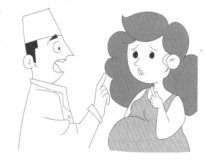

22. 妊娠糖尿病的高危因素有哪些？

研究显示，怀孕前 5 年内使用避孕药与妊娠糖尿病发生相关。此外，糖尿病家族史、高龄孕妇、超重或肥胖、糖耐量异常、巨大胎儿分娩史、胎儿畸形或羊水过多史及妊娠糖尿病史皆为妊娠糖尿病的高危因素。

23. 怎样诊断妊娠糖尿病？

通常，妊娠糖尿病多发生于妊娠 24~28 周。妊娠早、中期血糖浓度逐渐降低；妊娠中、晚期，孕妇对胰岛素的敏感性逐步降低。如果胰岛素代偿性分泌不足，即会发生妊娠糖尿病。妊娠糖尿病临床表现常不典型，主要诊断有赖于口服 75 克葡萄糖耐量试验。妊娠空腹血糖浓度为 5.1mmol/L；口服葡萄糖耐量试验 1 小时和 2 小时血糖浓度正常参考值分别为 10.0mmol/L 和 8.5mmol/L。超过上述标准任何一点即诊断为妊娠糖尿病。

24. 如何区别糖尿病合并妊娠与妊娠糖尿病呢？

如果怀孕前未进行糖尿病相关检查，怀孕后还能将两者区别开吗？如果孕前未进行有关糖尿病检查时，在妊娠早期即发现糖尿病,糖化血红蛋白明显升高时或有糖尿病高危因素(有妊娠糖尿病史、巨大胎儿分娩史;有糖尿病家族史、肥胖、多囊卵巢综合征;早孕期空腹尿糖阳性者;无明显原因多次自然流产、胎儿畸形及死胎、新生儿呼吸窘迫综合征分娩史者)也可考虑糖尿病合并妊娠。如果孕前未行糖尿病相关检查,妊娠早期未发现糖尿病,也无上述糖尿病危险因素时,在妊娠中、后期才发现糖耐量异常或糖尿病者可诊断妊娠糖尿病。

25. 您知道糖尿病对胎儿的影响吗?

临床观察显示,妊娠持续性血糖升高必将会影响母婴的安全。妊娠糖尿病患者,如果不能很好将血糖控制在合理范围,胎儿面临的危险主要是宫内胎儿发育异常、新生儿畸形、巨大胎儿及新生儿低血糖等。由于孕妇空腹血糖浓度低于非妊娠妇女,因此,胎儿易发生低血糖。

26. 为什么糖尿病孕妇会分娩巨大儿?

妊娠糖尿病患者,母体血胰岛素不能经胎盘进入胎儿血液循环。因此,当母体血糖升高时则会刺激胎儿胰岛 β 细胞分泌引起胎儿高胰岛素血。妊娠 12 周胎儿血即可检测到胰岛素。胰岛素促进组织对葡萄糖利用和肝糖原合成,抑制糖原分解和糖异生作用,促进蛋白质和脂肪合成,使胎儿生长发育过快,体重增加,结果会分娩出巨大儿。

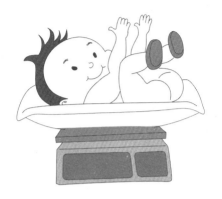

27. 糖尿病孕妇常见哪些合并症?

妊娠糖尿病常见的合并症分为:

🌿 **孕妇:**

①孕妇难治性妊娠期高血压发生的可能性增加 2~4 倍;

②易发生糖尿病酮症酸中毒;

③常合并尿路感染或呼吸道感染;

④增加难产、剖宫产率及产后出血可能性;

⑤羊水过多发生率增加 10 倍;

⑥流产和早产。

🌿 **胎儿及新生儿合并症:**

①胚胎发育异常甚至死亡;

②巨大胎儿发生率高达 25%~42%;

③胎儿生长受限发生率为 21% 或胎儿畸形;

④新生儿呼吸窘迫综合征；

⑤新生儿低血糖。

28. 如何预防妊娠糖尿病？

为尽可能减少妊娠糖尿病的发生，妊娠妇女应注意以下几方面：

①有妊娠糖尿病高危因素的妇女尽可能减少怀孕次数；

②怀孕后，进餐原则应为少量多次；

③保证摄入足量高质量蛋白质，保证必需氨基酸的摄入；

④避免高热量高脂食物，适当控制体重；

⑤通过饮食补充多种维生素，增加高纤维膳食摄入；

⑥进行适当运动。有些人错误认为，保养好身体就是吃好、吃饱、少干活；

⑦定期监测血糖变化。

29. 妊娠糖尿病患者怎样进行自我管理？

国际妊娠糖尿病协作组规定，对所有孕妇于怀孕 24~28 周应进行妊娠糖尿病筛查。诊断后，尽早按妊娠糖尿病诊疗常规管理，每 1~2 周就诊 1 次。

①保证孕妇和胎儿热能供给，每日热能 30kcal/kg，选择低升糖指数碳水化合物饮食，适当限盐，补钙、铁剂、维生素；

②空腹、餐前或睡前血糖 3.3~5.3mmol/L,餐后 1 小时≤7.8mmol/L 或餐后 2 小时血糖≤6.7mmol/L,尽量使糖化血红蛋白控制在 6.0% 以下;

③通过限制饮食和适量运动血糖控制无效者,给予胰岛素治疗,不宜应用双胍类和磺酰脲类等降糖药;

④早期妊娠每周检查一次,中期妊娠每 2 周检查一次,妊娠 32 周后每周检查一次。监测内容包括血压、有无水肿、尿蛋白、胎儿发育情况及胎盘功能等。每 3 个月监测肌酐、尿素、血脂和眼底;

⑤足月孕妇,尽量采用阴道分娩。病情严重、巨大儿、胎位异常、胎儿宫内窘迫征、产程进展缓慢或胎盘功能不良者可考虑剖宫产;

⑥孕期及分娩前后,加强血糖监测;

⑦产后胰岛素敏感性增强,可停用降糖药;

⑧分娩后血糖正常者,产后 6~12 周行口服葡萄糖耐量试验,重新评估糖代谢情况;

⑨2 型糖尿病患者产后空腹血糖敏感性较低,不作为筛查指标。

30. 妊娠糖尿病患者应注意什么？

妊娠糖尿病,应按照医生建议进行相关治疗。对于妊娠糖尿病患者,在积极控制血糖及血压(<130/80mmHg)达标的情况下,应定期应用床旁超声观察胎儿发育情况。同时监测尿常规、肝、肾功能、血脂及眼底变化等。对于经合理治疗,血糖仍不

能控制者应终止妊娠;发现有肾功能减退、严重心血管疾病、增生性视网膜炎的早期妊娠糖尿病患者应终止妊娠;对于晚期妊娠患者,定时进行妇科和产科检查。根据具体情况决定采取是经阴道分娩抑或剖宫产。

31. 妊娠糖尿病患者应怎么治疗？

原则上,妊娠糖尿病患者治疗上与非妊娠糖尿病无异,治疗包括健康教育、饮食控制、运动、血糖监测和药物(胰岛素)。由于生理原因,每项内容又各有差异。妊娠糖尿病主要治疗方法是饮食疗法,85%患者仅给予饮食疗法即可使血糖得到很好控制。治理目的是积极控制孕妇血糖,预防母体及胎儿发生糖尿病并发症及合并症。进行饮食疗法前,首先应根据患者身高、体重和平时活动情况提供合理的热能物质及比例。多数妊娠糖尿病患者经过合理饮食疗法产后都能自行痊愈。经饮食疗法不能控制者,必须在医生指导下进行单纯胰岛素治疗。

32. 妊娠糖尿病患者应用什么饮食为好？

为保证胎儿营养和发育,在合理热能供给条件下,应适当增加优质蛋白质供给,如蛋、奶、鱼、虾,少食含脂肪较高的猪、牛、羊肉,适当增加植物蛋白如豆浆或豆腐等摄入。

增加富含维生素、微量元素和纤维素食物摄入,多吃蔬菜和含糖分少的水果。

养成规律进食习惯,定时、定量。

肥胖孕妇不要进食热量较高的食物(如饼干、糖果、坚果、油炸食物等)。

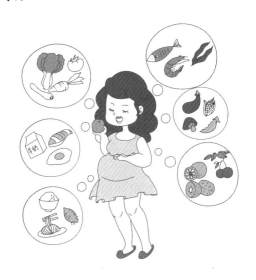

33. 妊娠糖尿病患者应选用哪些降糖药?

妊娠糖尿病患者选用口服降糖药时,在考虑药物疗效的同时,重要的是还要考虑对胎儿的影响。关于妊娠糖尿病治疗主要是以改善生活方式和胰岛素治疗为主,不推荐口服降糖药。磺酰脲类降糖药可通过胎盘导致胎儿低血糖,早孕期应用有致畸和胎死宫内危险。第二代磺酰脲类药格列苯脲不能透过胎盘,可用于妊娠糖尿病孕妇。肥胖型妊娠糖尿病患者也可应用二甲双胍。禁用噻唑烷二酮类降糖药和 α 葡萄糖苷酶抑制药。

目前，对其他口服降糖药在妊娠期间安全性研究不多，不建议应用。

34. 妊娠糖尿病患者怎样应用胰岛素？

● 无论糖尿病合并妊娠或妊娠糖尿病患者，在应用饮食疗法的基础上，血糖控制不理想者，应于孕 11~33 周再开始应用胰岛素，通常建议选用人胰岛素，胰岛素不经过胎盘直接发挥作用。

● 妊娠合并 1 型糖尿病可使用短效和中效胰岛素。

● 糖尿病合并妊娠者，治疗与普通糖尿病患者相同。早期妊娠时，选择预混胰岛素；中后期妊娠时，三餐前注射短效胰岛素，睡前应用中效胰岛素。

● 妊娠糖尿病患者分娩后血糖恢复者，停用胰岛素治疗。

● 胰岛素调整以血糖浓度测量为标准。

35. 妊娠糖尿病患者注射胰岛素应注意什么？

● 早期妊娠糖尿病患者可在脐周皮下注射胰岛素。注射时将腹部皮肤捏起注射。随着妊娠月份增加，腹部越来越大，注射时应加小心谨慎。

● 中晚期妊娠糖尿病患者，尽量避免在脐周皮下注射。

● 有剖宫产可能者,宜选择侧腹部皮下注射。

36. 如何监测妊娠糖尿病患者血糖？

血糖监测是保证妊娠糖尿病孕妇顺利分娩、减少母婴不良结局的重要措施。新诊断的妊娠糖尿病、血糖控制不良及应用胰岛素治疗者,应每日自我监测 7 次血糖,包括三餐前、三餐后 2 小时和夜间血糖；无需胰岛素治疗的妊娠糖尿病患者,每周至少监测 1 次全天血糖(三餐前和餐后 2 小时血糖)。

应用胰岛素治疗的妊娠糖尿病患者,每 2 个月监测 1 次糖化血红蛋白。

37. 您知道妊娠糖尿病患者血糖控制目标吗？

严格控制妊娠期血糖能减少孕妇及胎儿并发症,改善二者预后。

🔍 2013 年,中华医学会糖尿病学分会妊娠期血糖控制目标是空腹、餐前或睡前血糖 3.3~5.3mmol/L,餐后 1 小时血糖≤7.8mmol/L；餐后 2 小时血糖≤6.7mmol/L；糖化血红蛋白＜6.0%。

🔍 2014 年,中华医学会妇产科学分会妊娠期血糖控制目标：餐前血糖≤5.3mmol/L,餐后 1 小时血糖≤7.8mmol/L；餐后 2 小时血糖≤6.7mmol/L；夜间血糖≥3.3mmol/L；糖化血红蛋白＜

5.5%。

　　🔍 2015 年,英国国家卫生与临床优化研究所指南妊娠期血糖控制目标为空腹血糖≤5.3mmol/L 或餐后 1 小时血糖≤7.8mmol/L,或餐后 2 小时血糖≤6.4mmol/L。

　　🔍 2016 年,美国糖尿病学会指南妊娠期血糖控制目标为空腹血糖≤5.3mmol/L 或餐后 1 小时血糖≤7.8mmol/L,或餐后 2 小时血糖≤6.7mmol/L,糖化血红蛋白为 6%~6.5%。不发生明显低血糖者,控制糖化血红蛋白 <6.0%。

38. 妊娠糖尿病产后就会好吗？

● 妊娠糖尿病患者产后大多数患者糖耐量恢复正常。

● 再次妊娠时,33%~69% 发生妊娠糖尿病。

● 产后 5~10 年,约 20%~60% 患者最终发生 2 型糖尿病,罕有发生 1 型糖尿病者。

● 如果产后患者血糖依然需要胰岛素控制和血糖浓度波动较大时,提示为 1 型糖尿病。

● 妊娠糖尿病女性产后,加强运动可降低糖尿病发生风险。

八、糖尿病患者教育篇

01. 为什么要强调对糖尿病患者进行宣传教育？

糖尿病是种慢性疾病，患病率高，并发症多，残疾率高，预后不良，已成为危害人民健康和社会安全的一个大问题。对糖尿病高危人群和糖尿病患者群进行防病治病和健康知识宣传教育能有效减少糖尿病发病率、糖尿病并发症发生率和致残率，这对提高全民健康知识，改善全民健康状况和国民经济发展有极其重要意义。这是一个需从全民发动，由上至下的普遍性教育过程，并且需由政府参与及号召，各级医疗机构行政管理人员和医、护、技人员积极组织和发动，并且采取和实施具体措施及方法，制定具体宣教内容，定期进行宣传教育，形成一种制度。

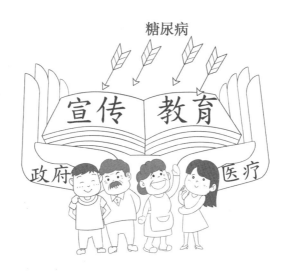

02. 对糖尿病患者进行宣传教育的内容是什么？

　　糖尿病患者的教育是治疗过程中的重要环节。对糖尿病患者进行教育的内容应包括有关糖尿病的基础理论知识、流行病学和病因、发病、危害性、糖尿病诊断、治疗和预防、口服降糖药选药和用药注意事项、胰岛素保存、用法和注射技术、低血糖反应识别和简单处理、自我血糖监测技术等。通过以上教育措施，使患者正确对待糖尿病，树立战胜疾病的信心，提高糖尿病的治疗率和血糖控制达标率，减少并发症，提高患者生活质量，减轻糖尿病患者的家庭和社会负担。

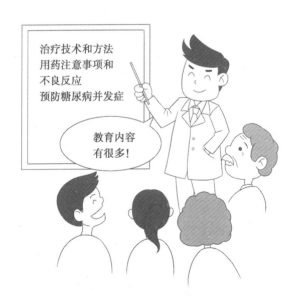

03. 对糖尿病患者教育的具体措施是什么？

　　直接面对糖尿病患者进行有问必答教育；深入社区会诊疑难患者；将糖尿病患者集中起来进行专题讲座；对高危人群及糖尿病患者家属进行糖尿病相关知识宣传教育；书写糖尿病知识的小册子；发放糖尿病的宣传资料；书写糖尿病知识的黑板报或壁报；请专家讲解糖尿病的知识，并制成录音或视频反复播放；利用世界糖尿病日大力进行多种形式宣传教育活动等。

1. 直面病人，有问必答
2. 社区会诊疑难病人
3. 糖尿病专题讲座
4. 相关知识宣传教育
5. 电视讲座
6. 糖尿病知识小册子
7. 世界糖尿病日宣传教育
……

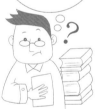

我有糖尿病，能从哪些教育措施中学到知识呢？

04. 您知道怎样储存胰岛素吗？

　　随着糖尿病患者应用胰岛素治疗的人数越来越多，为保证胰岛素疗效，需要知道胰岛素的正确储存方法。胰岛素是一种蛋白质,极易受环境温度影响,储存不当,必定遭到破坏,药效降低或失效。那么怎样正确储存胰岛素呢？请按照以下方法保存：

①保存环境：未开封的瓶装胰岛素在 2~8℃温度下可保存 2 年,在 25℃左右室温下保存 1~2 个月不失效。通常胰岛素应放置在冰箱冷藏室,不能放在冷冻室,否则胰岛素会丧失活性。开封的胰岛素,放置在阴凉环境中保存 1 个月左右不会失效,最好放置在 2~8℃冰箱冷藏室。

②由冷藏室取出的胰岛素制剂,注射前应在室温下放置一段时间后接近皮肤温度后应用。

③胰岛素注射液不应过度振荡,否则会降低胰岛素活性。

④胰岛素避免日光照射,暴露日光 2 小时即可失效。

⑤外出旅游时,将其放在保温杯或保温袋内也可临时保存。

05. 您知道胰岛素的注射方法吗？

许多糖尿病患者需用胰岛素治疗,有些需要终生治疗。因此,学会和掌握胰岛素注射方法和技巧尤其重要,不仅能减轻注射时的痛苦,而且能提高疗效和减少并发症。

患者本人或家属注射胰岛素前应注意以下事项：

①由冰箱冷藏室取出瓶装胰岛素后经放置达到室温温度；

②洗净双手,选择注射部位并进行消毒；

③勿用过期胰岛素。核对所用胰岛素种类(如短效、中效、长效或预混胰岛素),仔细检查胰岛素外观：短效胰岛素为无色透明液体,如有沉淀、变色时勿用；中效、长效或预混胰岛素为均

匀混浊悬液,如药瓶有破损、液体内有悬浮物、瓶壁有冰霜样物体黏附或瓶底有沉淀物时皆勿使用,应准确抽取胰岛素剂量;

④应用中、长效胰岛素或预混胰岛素时,应将药物均匀混合;

⑤根据胰岛素制剂的不同,餐前注射时间有差异,注射后按时进餐;

⑥胰岛素注入部位不同,吸收速度也不同,注射后吸收由快到慢依次为腹部、上臂、大腿、臀部。局部运动可加快吸收。需提前吃饭时,选腹部注射胰岛素,推迟进餐时,选用臀部注射;

⑦轮换注射部位可避免皮下脂肪萎缩或增厚,有利于胰岛素吸收。可按以下规律轮换注射部位:选对称部位注射时,先左,再右,先上,再下,定时轮换;

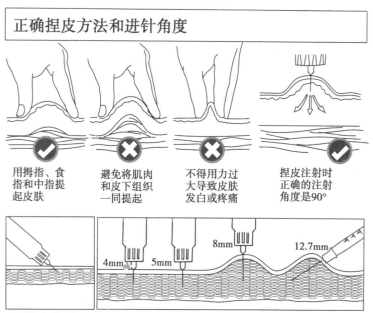

正确捏皮方法和进针角度

用拇指、食指和中指提起皮肤

避免将肌肉和皮下组织一同提起

不得用力过大导致皮肤发白或疼痛

捏皮注射时正确的注射角度是90°

不捏皮时,可以45°角注射

使用各种长度针头注射的进针角度

4mm　5mm　8mm　12.7mm

204

⑧应用混合胰岛素时,先抽短效,后抽中或长效胰岛素。抽取胰岛素液时,瓶底向上,针筒在下,抽取的胰岛素较所需剂量多2U;

⑨注射时用手捏起注射部位皮肤,另一手握胰岛素注射器,将针头以45°~90°角快速刺入注射部位推注药液,然后放松皮肤。瘦者和儿童以45°角进针注射,胖者以90°角注射。胰岛素注射后10~15秒拔出针头,用干净棉球压迫注射部位5~8秒即可。

06. 自我血糖监测对糖尿病患者 有什么益处?

自我血糖监测是糖尿病管理中的重要组成部分,其结果有助于评估降糖治疗效果和指导治疗方案调整。根据不同胰岛素治疗方案再制定个体化自我血糖监测方案。

自我血糖监测有助于使糖尿病患者了解症状与血糖浓度的关系,了解药物治疗效果及饮食运动变化对血糖浓度的影响,更

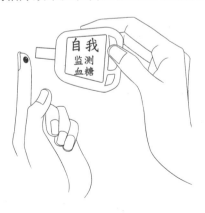

能使患者遵守治疗原则,控制病情。当血糖浓度超出控制目标时,能调动他们主动与医生配合的积极性,是调动糖尿病患者防病治病主观能动性的极好方法。

07. 哪些糖尿病患者可以进行自我血糖监测？

需要进行自我血糖监测的患者包括：

①服用口服降糖药者；

②胰岛素替代治疗者；

③进行胰岛素强化治疗者；

④血糖控制不稳定者；

⑤容易发生低血糖和糖尿病酮症者；

⑥糖尿病合并妊娠或妊娠糖尿病者；

⑦体型肥胖者。

1. 口服降糖药者
2. 使用胰岛素者
3. 不稳定糖尿病者
4. 易发生低血糖和酮症者
5. 糖尿病合并妊娠或妊娠糖尿病者
……

需要自我监测血糖的糖尿病患者有这些！

08. 您知道自我血糖监测需注意的问题吗？

对于糖尿病患者来说，学会自我血糖监测技术非常重要。如果检测不准确，就不能正确判断病情，并有可能误导治疗，引起意外。医生或糖尿病教育者应每年检查1~2次患者或家属的血糖监测技术。自我血糖监测结果与糖化血红蛋白或患者感觉不相符时，需要考虑到其血糖监测技术是否存在问题：

①血标本问题：通常，用全血进行血糖监测；

②应用的血糖仪有无故障；

③每次血糖监测时间是否固定；

④每次应记录血糖监测日记（测定时间、血糖测定结果、进餐时间及进餐量、运动时间及运动量、用药时间及用药量和监测血糖时的自我感觉）。

糖尿病患者需要长期调控血糖，自我血糖监测应贯穿整个糖尿病的治疗过程中。

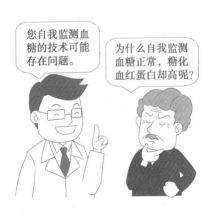

09. 为什么患了糖尿病要定期到医院检查呢？

糖尿病患者一定要知道,患了糖尿病后不是仅服药就能治好您的病,定期到医院检查是很重要的。这是因为糖尿病病情复杂且不易控制,并发症很多,目前所用药物是替代或对症治疗,不是根治病因治疗,需要定期到医院检查疗效,监测病情,根据病情调整治疗方案。有些糖尿病治疗药物有不少不良反应,用药过程中尚需监测肝肾功能。另外,糖尿病有些慢性并发症不易发现,需要医生定期随访检查才能尽早发现。

10. 糖尿病患者如何观察自己的病情变化？

糖尿病是一种不能治愈的慢性疾病,主要治疗目的是将血糖浓度稳定在正常范围,消除糖尿病症状,防止出现急、慢性并发症,提高生活质量。因此,糖尿病的治疗是一个长期的任务,需要患者自己学会观察病情变化,配合医生治疗。观察病情需从以下几方面着手:

①首先应知道糖尿病的常见症状是什么?

②治疗过程中常会出现哪些问题?

③如果发生感染发热、腹泻会出现什么问题?

④控制不良的糖尿病会出现哪些慢性并发症?

● 如果患者出现口渴、多饮、排尿次数增多、尿量增加、乏力和进行性体重减轻等不仅是糖尿病的常见症状,也是糖尿病控制不良的表现。

● 如果治疗过程中出现头晕、乏力、饥饿感和心悸、出汗症状常是低血糖表现,常为进食减少或为胰岛素或口服降糖药过量所致。

● 如果出现体重进行性增加,也可能是胰岛素或口服降糖药用量较大啦。

● 如果您发生视力障碍、水肿或排尿困难等症状时,可能是出现糖尿病慢性并发症啦。

重要提示

在治疗过程中,要定期进行血糖或尿糖检测,必要时进行糖化血红蛋白检查,并将检查结果告知您的医生,以得到指导和正确治疗。

11. 对糖尿病患者教育成功的关键是什么?

对于糖尿病患者成功教育的关键在于全社会的关注、医护人员定期具体指导、患者自觉配合及家属监管,定期检查落实。糖尿病的防治是一个系统工程,只有社会、医务工作者、家属和患者密切配合及合作才能达到目的。

九、糖尿病患者饮食营养疗法篇

01. 您知道糖尿病患者饮食营养 疗法的历史吗？

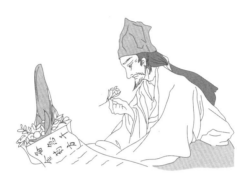

🔍 公元652年，唐代医学家孙思邈《备急千金要方》指出，糖尿病患者要忌食面、米及水果等，饮酒对糖尿病有害，竭力告诫饮食起居是决定疾病预后的关键。这可能是糖尿病饮食营养疗法最早的论述。

🔍 17世纪，英国医生托马斯·威利斯（Thomas Willis）开始用控制饮食治疗糖尿病。

🔍 18世纪末，英国医生约翰·罗洛（John Donne）报道低热量、低碳水化合物饮食治疗肥胖糖尿病患者成功的案例。

🔍 19世纪后期，意大利医生坎塔尼（ArnaldoCantani）将患者进行隔离，用无碳水化合物饮食治疗糖尿病获效出名。

🔍 20世纪初，美国医生弗雷德里克·艾伦（Frederick Allen）主张严格限制糖尿病患者热量摄入，密切监控血糖、尿

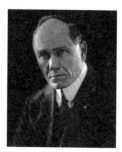

弗雷德里克·艾伦

糖,详细安排和记录三餐和运动时间。

目前,虽然糖尿病治疗药层出不穷,但饮食治疗仍为糖尿病治疗的基础。

02. 您知道饮食营养疗法对糖尿病患者的重要性吗?

饮食营养疗法是治疗和控制所有类型糖尿病的基础方法,科学合理饮食对糖尿病患者产生的疗效有时胜过药物。

对于肥胖型 2 型糖尿病患者,首先应行营养评估、纠正不良饮食习惯,制定合理摄入饮食量和营养要素比例,配合适当运动锻炼控制体重,血糖仍不达标者,才考虑应用药物治疗。

03. 您了解糖尿病饮食营养疗法中的相关名词吗?

产能营养素(热源质):指摄入后可产生能量的营养素,包括碳水化合物、脂类和蛋白质。

碳水化合物食物:是人体的主要能量来源,它分为能直接吸收利用的单糖、双糖、多糖和不能消化的纤维素。

高脂肪食物:指含饱和及不饱和脂肪酸量高的食物,如核桃、芝麻、花生、肥肉、动物内脏、奶油制品等食物。

蛋白质食物:指含有接近人体蛋白质氨基酸模式并能为人体吸收利用的食物。分为动物性蛋白质食物(如蛋类、奶、鱼、瘦肉等)和植物性蛋白质食物(如豆类及豆制品等)。动物蛋白含氨基酸种类和比例符合人体需要,易消化,还不引起痛风发作。

低蛋白质饮食:指每日供应的蛋白质总量应低于每千克体重 0.5~0.6 克;高蛋白质饮食是膳食中蛋白质量不低于每日每公斤体重 1.2~2.0 克。

04. 糖尿病患者饮食营养疗法的原则是什么？

各种类型糖尿病饮食治疗原则是:**控制总热量摄取**,使饮食中碳水化合物、蛋白质和脂肪比例合理。注意补充维生素及微量元素,给予高纤维素饮食。

● 超重或肥胖者应减少热能摄入量,适当增加动物蛋白摄入量,有利于体重控制;

● 消瘦者,适当增加每日热量摄入,增加豆制品;

● 有肾功能障碍者,注意适当限制蛋白质摄入量。

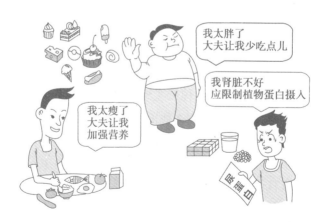

● 根据个人年龄、体重、工作不同和饥饿情况决定饮食和进餐次数,少食多餐,定时定量,据情加餐。在规定热量范围内达到营养平衡。

05. 糖尿病患者饮食营养疗法应注意什么？

糖尿病患者饮食治疗的目的是将血糖控制在正常范围内,既不能出现高血糖,更不能发生低血糖。对糖尿病患者来说,饮食治疗是一项艰苦和艰巨的任务,因为患者想吃什么却不

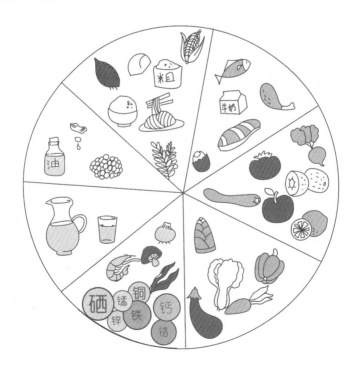

能吃,饿了又不能多吃,还得遵守定时进餐规定,制约了患者吃的自由。

🌱 患者及家属一定要认识到,饮食治疗是糖尿病的首要治疗。因为糖尿病发生、发展、预后与饮食有直接关系。因此,在饮食治疗上,从进食的量、饮食的质、主食与副食的搭配比例和进食时间等方面,应严格按照医生要求去做,不要随心所欲,按照自己的喜好选择饮食。

🌱 有餐后高血糖的超重或肥胖的 2 型糖尿病患者,少食多餐有利于控制餐后高血糖。如果血糖控制理想,而饥饿感较强,说明降糖药用量或运动量较大,应调整降糖药剂量。要想控制疾病,就要下定决心,坚定信心,持之以恒长期坚持饮食治疗原则。

06. 如何安排糖尿病患者饮食？

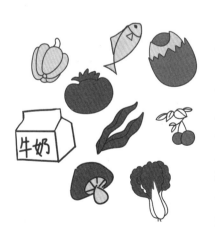

应根据糖尿病患者身体状况和病情合理安排饮食:

①饮食要科学搭配,即摄入碳水化合物、蛋白质及脂肪饮食比例要合理,肥胖者要限制总热量摄入,消瘦者适当增加营养素供给,必要时应用胰岛素控制血糖。注意维生素、微量元素和纤维素摄取。摄食富含硒饮食

有利于血糖调节,富含维生素 B 和 C 饮食有助于延缓糖尿病并发症(糖尿病肾病及视网膜病)发生;

②通常进餐时遵照先生后熟(即先吃水果和可生食的蔬菜,如黄瓜或西红柿等,后吃熟食类)顺序;

③纠正不良进食习惯,好吃的不见得有营养,爱吃的不见得有益于健康;

④油炸、糖渍和高盐、高温菜肴对身体无益;

⑤要注意糖尿病并发症患者饮食,如糖尿病肾病患者豆类食品应适当控制,以优质蛋白质为主。

07. 糖尿病患者应少吃哪些饮食？

①容易升高血糖浓度的饮食,如白薯、土豆;

②含果糖、葡萄糖及蔗糖较多的水果;

③高脂肪高热量食品,如花生、瓜子等;

④甜饼干、蛋糕、甜面包及糖制糕点;

⑤白糖、红糖、冰糖、葡萄糖、麦芽糖、蜂蜜、巧克力、奶糖、水果糖;

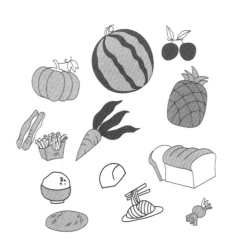

⑥蜜饯、果酱、水果罐头;

⑦果汁、甜饮料、汽水、冰淇淋;

217

⑧富含胆固醇的牛油、羊油、猪油、黄油、奶油、肥肉等。

08. 糖尿病患者应该怎样搭配主食和副食?

通常,我们所说的主食(如米饭、馒头、大饼、花卷、春卷、米粉、米糕、粽子、年糕、油条、炸糕、饺子、汤圆、馄饨和粥类等)是指五谷杂粮及米、面等制作而成,其主要成分为碳水化合物。副食是指海鲜、肉类、蛋类、豆制品及各种蔬菜等及调味品经炒、烧、煎、煮、蒸、烤和凉拌等烹饪方式制成的菜肴,副食主要含蛋白质各种维生素及纤维素等。

顾名思义,主食是人体的主要能量来源,副食则是主食的补充。根据病情,糖尿病患者应减少主食摄入量,用以增补副食的办法控制热量摄入,维持血糖正常浓度。

09. 糖尿病患者一日三餐应注意什么?

糖尿病患者一日三餐选食三大营养素比例分配要合理,少食多餐、定时定量。这样既能有效控制血糖,减轻餐后高血糖,又不至于出现低血糖。三餐热能分配要根据自己饮食习惯、工作或运动及用药情况灵活安排。

🌸 **病情稳定的患者**:三餐热量依次为 1/3、1/3 和 1/3。每餐都应有脂肪和蛋白质,以减缓葡萄糖吸收;每餐都要定时定量,干稀搭配,以吃七八成饱为度。早餐饮食应丰富,包括谷类、肉、蛋、奶、豆制品和蔬菜及水果。空腹血糖高时,宜减少早餐热量。

 病情不稳定患者:每日进餐5或6次,在每两次正餐中加餐,加餐量由三次正餐中减出,以维持三餐后血糖的相对稳定,也可预防低血糖。主食选用玉米、荞麦或燕麦面做成的馒头;蛋白选食瘦肉、牛奶、鱼类等;植物油调味;食用升糖指数低的蔬菜(如黄瓜、西红柿、青菜、芹菜等)及水果(如柚子、猕猴桃、草莓及青苹果等)。血糖控制理想的患者,据情况09:00—10:00时加食少量坚果或水果,15:00—16:00时喝一杯蔬菜汁。晚上机体代谢率低,三大营养素吸收较白天差,晚餐三大营养素比例应适当减少。不用预混胰岛素者晚餐可不吃或减少主食。

10. 您知道影响饮食升糖指数的因素吗?

既然血糖升高的快慢与所选择饮食的升糖指数有关,那您就应该了解能影响饮食升糖指数的因素:

①所摄饮食碳水化合物含量愈多,升糖指数就愈高,如精制白面包、稻米饭;

②含纤维高的饮食升糖指数就低,如全麦饮食及蔬菜等;

③水果成熟度越高升糖指数越高,如熟透的西红柿、苹果和甜瓜升糖指数高;

④酸碱值越低的饮食升糖指数越低;

⑤越容易消化吸收的饮食升糖指数就越高,如面汤、稀粥等;

⑥含脂量与蛋白量越高的饮食升糖指数越低。

11. 糖尿病患者如何选用碳水化合物饮食？

　　人体需要的热能 50%~60% 由碳水化合物提供。碳水化合物包括能直接被肠道吸收的单糖（葡萄糖、果糖）、低聚糖（由 2~4 个单糖分子组成的双糖、三糖、四糖即蔗糖、麦芽糖）和多糖（由许多单糖以不同形式组成链状或网状结构的淀粉，如米、面等）。碳水化合物吸收速度由快到慢依次为单糖 > 低聚糖 > 多糖。糖尿病患者为控制血糖严格控制碳水化合物摄入会导致疾病和营养不良。

　　通常，根据患者体重和病情，每日提供的碳水化合物占每日总能量的 45%~60%。选择碳水化合物饮食时，避免含单糖或低聚糖类碳水化合物饮食，如红糖、白糖、甜点和甜饮料、蜂蜜、果酱等，尽可能选择含多糖类（直链淀粉和支链淀粉）碳水化合物饮食，如燕麦、薏米、荞麦、糙米、小米或玉米等。燕麦含可溶性膳食纤维（β- 葡聚糖）丰富，具有较好降糖和降脂效果。支链淀粉饮食，糯米制作的汤圆、年糕、粽子等含支链淀粉较多，升糖作用较直链淀粉强。含淀粉较高的蔬菜如土豆（17.2%）、藕（16.4%）、山药（12.4%）、芋头（18.1%）、红薯（24.7%）、荸荠（14.2%）、鲜百合（38.8%）等可以作为主食食用。每天应至少摄入 50~100 克可消化的碳水化合物，以预防碳水化合物缺乏症。

12. 糖尿病患者吃饺子有何讲究？

水饺俗称饺子,是很受我国北方人喜欢的食品。水饺又分素馅、肉馅和混合馅水饺。水饺馅内容丰富、配料各异。水饺皮又分粗粮和细粮面粉制成,对人体营养也有差异。

糖尿病患者应根据病情选用不同的饺子馅和饺子皮。血糖控制不理想和血脂较高者,不宜吃精面粉制作的油脂高的肉饺,可食用全麦粉或荞麦粉皮包成的素馅饺;血糖稳定、血脂正常者,可食用肉饺或素饺。但吃饺子不宜过量,每餐以 2 两为宜。超重或肥胖者,可食用皮薄、富含多种蔬菜的素馅水饺。

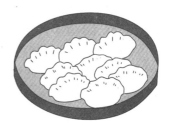

13. 糖尿病患者吃粽子有何讲究？

端午节是中国首个入选的世界非物质文化遗产节日。每年农历五月初五是端午节,吃粽子成为端午节的重要活动。

粽子是高糖、高热量食品,对于糖尿病患者有害无益。血糖控制理想的糖尿病患者可以少量食用肉粽、枣粽子或豆沙馅粽子,同时食用各种蔬菜;血糖波动或有并发症的患者还是忍耐一下,食用您的糖尿病饮食为好,不要因为节日的餐饮而影响您的健康。

14. 糖尿病患者吃月饼有何讲究？

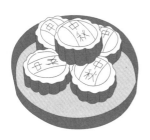

中秋佳节，明月高挂，月饼象征着举家团圆。月饼多为高淀粉、高糖、高油脂及高热量食品。市面上所谓的无糖月饼是指不含果糖或蔗糖。月饼中的面粉或芸豆等消化吸收可转化为葡萄糖，大量食用仍能升高血糖。通常，糖尿病患者不宜多食，但可以品尝。

血糖、血脂控制理想及体重指数正常患者可选食适量的五仁月饼；血糖、血脂控制理想但体重指数低于正常的患者可选食适量果脯月饼。总之，糖尿病患者食用月饼时应慎重，不能随心所欲，更不能食用过量，以防引起血糖波动。

15. 糖尿病患者吃汤圆有何讲究？

正月十五是中国的传统元宵佳节，吃元宵是节日的主要活动。糖尿病患者怎么办？

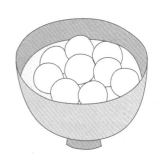

汤圆主要由淀粉、白砂糖和油脂制作而成，是高糖、高热量食品。控制不良糖尿病患者不应食用汤圆。病情稳定，血糖达标的糖尿病患者也不宜将汤圆作为主食过多食用。可作为加餐或改善口味食用，但应注意从每日总热量中减去摄入汤圆的热量。

16. 糖尿病患者可以吃蜂蜜吗？

蜂蜜中，70%~80% 为葡萄糖和果糖，其中约 45% 为直接吸收的葡萄糖，5% 左右为易消化吸收的蔗糖。糖尿病患者病情不稳定时，不宜吃蜂蜜。营养不良的糖尿病患者血糖控制较为理想时可适当服用蜂蜜，以增加营养，但要注意监测血糖变化。如果血糖控制良好的体重正常的患者，进食适量蜂蜜时应由主食中减去相应蜂蜜的量，以保持血糖的稳定。

17. 糖尿病患者可以吃奶制品吗？

奶制品是糖尿病患者的营养和保健食品，长久饮用有助健康。

牛奶富含钙、磷、铁、锌、铜、锰、钼等。每 100 克牛奶含蛋白 3 克。牛奶蛋白是全蛋白。1L 新鲜牛奶含钙约 1250mg，是瘦牛肉 75 倍、瘦猪肉 110 倍。牛奶中的乳糖能促进人体肠壁钙吸收，吸收率高达 98%。

羊奶与人奶近似，其蛋白质、脂肪及矿物质含量均高于人奶和牛奶，乳清蛋白含量也高，乳糖低于人奶和牛奶，被称为"奶中之王"。因羊奶有特殊气味，致使人们饮用受限。

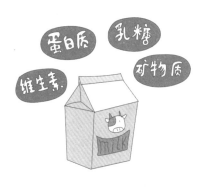

牛奶能提供足量优质动物蛋白,加工后脱脂奶含脂较低,含有少量不饱和脂肪酸,有预防糖尿病并发症作用。牛奶中的水分、蛋白质、维生素及微量元素等能给糖尿病患者提供多种营养成分,是糖尿病患者补钙的最好方式。

18. 糖尿病患者应该怎样吃蔬菜?

蔬菜含丰富的维生素、矿物质及大量膳食纤维,对糖尿病患者有较大益处。但不同种类蔬菜所含营养成分大不相同:南瓜、胡萝卜等是胡萝卜素、维生素 B_2、维生素 C、叶酸、钙、磷、钾、镁、铁及膳食纤维重要来源。辣椒、绿叶菜富含维生素 C。人体膳食纤维除了谷类,主要从摄取的蔬菜、水果中来。蔬菜还有助于肉、蛋、鱼等蛋白质消化吸收。单纯吃肉时,肉中蛋白质消化吸收率为 70%;肉与蔬菜同食时,蛋白质消化吸收率增至80%~90%。摄取蔬菜、水果较多者,糖尿病发生率较低。每天进食 500 克以上蔬菜即能满足身体微量元素、维生素和纤维素需要。

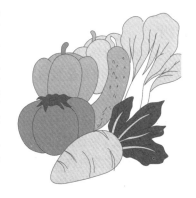

血糖控制尚未达标的糖尿病患者补充纤维素需选食含糖量低的蔬菜,如韭菜、西葫芦、冬瓜、黄瓜、青椒、茄子或西红柿,黄瓜、西红柿既可做蔬菜,又可作为水果食用。

重要提示

新鲜绿叶菜应即购即食,放置时间长即会损失其中的维生素。在 20℃环境中,新鲜菠菜放置 24 小时,所含维生素 C 可损失 84%。长出豆芽的豆瓣中维生素 C 含量较豆芽中高 2~3 倍。蔬菜菜汁中维生素含量高达 70% 以上,经过烹调煮沸加工的蔬菜会丧失大量维生素 C 及 B_1。炒菜时加醋,有利于保存蔬菜中的维生素。

19. 糖尿病患者可以吃水果吗?

水果里面含有身体所需要的多种维生素,水果应该成为糖尿病食谱的一部分,糖尿病患者不必过度限制水果。但是,吃水果前首先了解该水果的升糖指数外,尚应注意以下几点:

①吃水果前应检查血糖浓度:如果空腹血糖控制在 7.8mmol/L(140mg/dl)以下,餐后 2 小时血糖应控制在

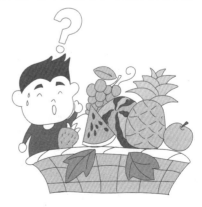

10.0mmol/L（180mg/dl）以下，糖化血红蛋白控制在 7.0% 以下，血糖至少保持 1~2 周稳定，才可进食水果。如果血糖控制未达标，可选吃黄瓜、西红柿等；

②通常水果作为加餐食用，应在两次正餐中间（上午 10 点或下午 3 点）或睡前 1 小时吃，不应在餐前或餐后吃水果；

③每天可食 150 克左右水果。过多食用含糖量高的水果会加重胰岛 β 细胞负担。

对于血糖控制稳定的患者来说，食用一些水果有益无损：有些水果中含有有益于糖尿病患者的物质，如酚类物质有助于降低血糖浓度，缓解胰岛素抵抗，适于糖尿病患者食用。苹果富含果胶及可溶性纤维，有降低餐后血糖作用；橘子有防治糖尿病视网膜病变作用；荔枝对高血糖有辅助疗效；柚子富含铬元素，有类似胰岛素作用成分，能调节血糖；樱桃含有类似胰岛素成分，有降血糖作用；猕猴桃含糖和脂肪量较低，富含维生素、矿物质、微量元素和果胶等营养素，可以改善体内胰岛素活性。

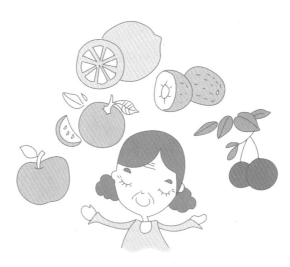

20. 糖尿病患者可以吃坚果吗？

坚果营养丰富,含有较高的蛋白质、油脂、矿物质及维生素,食用能预防疾病。每 100 克核桃含脂肪(71% 亚油酸、12% 亚麻油酸等)50~64 克,90% 是不饱和脂肪酸,蛋白质为 15~20 克,为优质蛋白,含有丰富 B 族维生素、胡萝卜素及微量锰、锌、钼等元素能保护眼睛和抗衰老;100 克杏仁可产生 562 千卡热量。松仁每 100 克产生 619 千卡热量,含油酸和亚麻酸;板栗每 100 克产生 212 千卡热量,升糖指数较米饭低,糖尿病患者可适当食用。由于坚果含热量高,营养丰富,只作为血糖控制良好的非肥胖型糖尿病患者的"零食"。

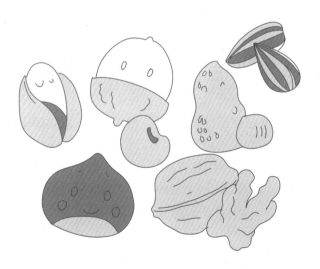

21. 肥胖型糖尿病患者饮食应注意什么？

肥胖型糖尿病是指体重指数 $\geqslant 28\text{kg/m}^2$ 或实际体重超过标准体重 20% 以上的糖尿病患者。肥胖常是体内脂肪比例过多引起的一种过度超重状态，但尚需排除肌肉发达或水分潴留因素。

男性腰围 $\geqslant 90\text{cm}$、女性腰围 $\geqslant 85\text{cm}$ 诊断为腹型肥胖（或中心性肥胖）。肥胖不利于血糖控制。肥胖型糖尿病患者应严格控制热量摄入，以清淡素食为主，适当增加动物蛋白比例，进食含多不饱和脂肪酸和单不饱和脂肪酸饮食，予低钠和高纤维素饮食。

22. 消瘦型糖尿病患者饮食应注意什么？

消瘦型糖尿病是指体质指数（BMI）<18.5 或实际体重较标准体重低 20% 以上的糖尿病患者。

遇到消瘦型糖尿病患者，首先应查明消瘦原因。如为糖尿病本身所致，合理应用胰岛素治疗后体重即可逐渐恢复。如果合并其他疾病（如胃肠道疾病、结核或消耗性疾病等），同时应积极治疗相关疾病。

消瘦型糖尿病患者身体抵抗力差，易患感染疾病，应尽可能将体重恢复到标准体重范围。经过积极治疗病情控制达标仍然消瘦者,应通过饮食调整,恢复体重。此种患者,应保证充分营养和总热量摄入,不必限制饮食。配合胰岛素或胰岛素促泌药治疗可使体重逐渐恢复。严重营养不良且胃肠摄入有困难者,可辅以胃肠外营养治疗。

23. 糖尿病合并高血压患者 如何选择饮食?

糖尿病合并高血压的患者,饮食原则为低热量、低糖、低脂肪、低钠和高纤维素饮食。

● 肥胖者每日主食控制在 250 克左右,少食多餐;标准体重者,主食不超过 350 克/天。

● 主食可用大米、小米、玉米、豆类、谷类或薯类,占总热量的 55%。

● 忌食糖果及含蔗糖、葡萄糖、蜜糖及其制品。

● 控制含淀粉多的土豆、白薯和山药等。

● 选食含优质蛋白食品,如牛奶、瘦肉、鸡蛋、海鲜等。

● 血尿素氮升高的患者,应限制蛋白质摄入量。选用低脂饮食,限制摄入动物脂肪,合理摄入植物油,控制高胆固醇饮食,如松花蛋、蛋黄、动物肝脏和脑。

● 严格控制钠盐摄入,每日不超过 3 克。

● 多食富含纤维食品,如海带、紫菜等。膳食纤维能延缓糖和脂肪吸收。

24. 糖尿病合并高脂血症患者 如何选择饮食？

　　高脂血症是促发 2 型糖尿病的重要诱因。糖尿病合并高脂血症不利于病情控制。在积极药物治疗的同时，应辅助合理饮食治疗。

●　合并高脂血症的糖尿病患者每天胆固醇摄入量宜低于200mg，并要知道哪些饮食富含胆固醇和饱和脂肪酸。通常，动物内脏、脑组织、蛋黄或松花蛋富含胆固醇。动物油富含饱和脂肪酸。

●　食用油应选择除椰子油外的其他含多不饱和脂肪酸的植物油，如花生油、芝麻油、豆油或菜子油等，并且每日摄入量应控制在 20~30 克。

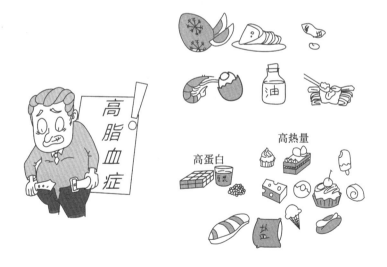

● 此外,每天应摄入 25~30 克以上的膳食纤维。增加膳食纤维能抑制餐后血糖和血胆固醇浓度。

● 同时,主要食用蒸、煮、凉拌饮食,限制煎、炸饮食。

25. 糖尿病合并高尿酸血症患者如何选择饮食?

2 型糖尿病常合并高尿酸血症。糖尿病合并高尿酸血症患者主要是对肾脏的损害,引起痛风性肾病或肾衰竭,还可引起痛风性关节炎等。在积极控制血糖的基础上,通过饮食控制血尿酸,应做到以下几点:

● 避免进食高嘌呤饮食,如动物内脏、海鲜、沙丁鱼、凤尾鱼、带鱼、蚶、蛤、鸡汤、肉汤等。

● 提倡低嘌呤、低蛋白、低脂肪及低盐饮食,避免饮酒。

● 多饮水,每日尿量 2000ml 左右,碱化尿液,促进尿酸排泄。

26. 糖尿病合并心衰患者如何选择饮食?

● 糖尿病心衰患者应选少油低盐的清淡食品,每日少食多餐。饮食过饱会加重心脏负担。

● 采用低钠饮食,饮食过咸导致血容量增加,加重心脏负荷。通常,轻度心衰患者每日摄入食盐量约 5 克,中度心衰为 2.5 克,重度心衰为 1 克。

● 选用高纤维饮食,以保持大便畅通。

● 不宜饮酒,酒精可以对心脏产生直接的损害,如心脏扩大,心律失常等。

27. 糖尿病合并脑血栓患者如何 选择饮食?

糖尿病脑血栓多发于中老年患者,对患者危害很大。

● 根据体重情况,应将主食摄入量控制在每天 250~300 克。

● 有饥饿感时,用豆制品或水果、蔬菜补充。

● 根据病情将脂肪摄入量控制在每日 25 克。

● 宜用花生油、豆油或玉米油等,尽量避免动物脂肪。

● 增加优质蛋白质供给,食用瘦肉、奶、蛋类、豆制品和海鲜。

● 补充富含维生素 C 及维生素 E 的蔬菜及水果等。

● 特别在夜间睡前和早晨起床后,要督促患者多喝水,以防脱水加重病情。

● 增加高纤维素饮食,促进胃肠蠕动,避免便秘,以防加重病情。

28. 糖尿病合并肾病患者如何 选择饮食?

糖尿病肾病患者长期采取高蛋白膳食会增加肾脏负担,加重肾损害。低蛋白饮食能减少尿蛋白排泄及胍类物质形成,降低肾脏负担,改善患者预后。

● 糖尿病肾病者蛋白摄入量不超过总热量的 15%。

● 微量白蛋白尿者,蛋白摄入量应控制在 0.8~1.0g/kg 体重;大量蛋白尿者,蛋白摄入量≥1.0~1.5g/kg 体重,以免发生营养不良。

● 肾损伤者,蛋白摄入量应控制在 0.6~0.8g/kg 体重。

● 透析患者,蛋白摄入量为 1.2~1.5g/kg 体重。

● 优质蛋白(如鱼、瘦肉、牛奶、鸡蛋等)占总蛋白摄入量 50% 以上,应适当限制植物蛋白摄入。

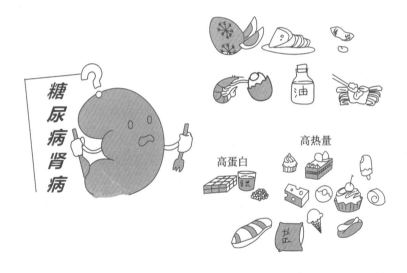

29. 糖尿病合并胃轻瘫患者如何选择饮食?

对于糖尿病胃轻瘫患者,应选择容易消化饮食,避免高脂肪摄入,适当增加蛋羹、豆制品及蔬菜泥等。

● 糖尿病患者高纤维素饮食可延缓胃排空。胃排空时间已经延长者,应减少饮食中不易消化的纤维含量。

● 糖尿病胃轻瘫患者每日蔬菜摄入控制在 100~120 克,同时应注意补充营养与维生素。

● 可进食流质饮食,这样有助于改善胃肠道症状与控制血糖。

● 根据病情调整每日进餐量和进餐次数。

● 伴随进食量和进餐次数变化,也应相应调整用药量或胰岛素注射量及时间,以防发生血糖控制不佳或餐后低血糖。

30. 糖尿病合并甲亢患者如何选择饮食？

糖尿病合并甲状腺功能亢进症(简称甲亢)患者在听从和配合医生积极治疗原发病的同时,合理饮食对疾病的恢复和转归有重要作用:

①两种疾病都是消耗性疾病,饮食不当,定会加重病情。首先应保证每天总热量摄入,以维持标准体重为前提。对于消瘦患者,更需增加热能供给;

②在密切监测血糖浓度情况下,严格控制碳水化合物摄入;

③注意蛋白补充,特别是补充优质动物蛋白,以防止负氮平衡,提高机体免疫力和抗病能力;

④注意维生素补充:糖尿病和甲亢会消耗体内大量维生素,特别是 B 族维生素和维生素 C;

⑤注意微量元素补充:要供给富含钙、磷和锌饮食,不应摄

入高碘饮食。

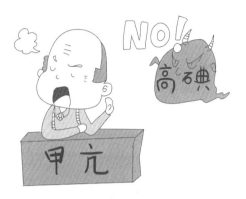

31. 糖尿病合并龋齿患者如何选择饮食？

健康的牙齿有助于更好地咀嚼，使饮食味美可口，并促进消化吸收，是人体健康的保证。糖尿病患者更应关心健齿。健齿，首先就应选择有助于健齿的饮食。健齿饮食包括：

①富含钙的饮食，如菠菜、芹菜、韭菜、卷心菜和海带等。蔬菜含90%水分及纤维物质，膳食纤维有清洁牙齿作用，常吃蔬菜能防龋齿；

②咀嚼坚果（橡实、瓜子、核桃、榛子、熟花生果）及熟玉米等有利于牙齿健美；

③红茶能防止细菌滋生形成牙菌斑，并能预防细菌与糖分及饮食残渣混合产生酸性物质腐蚀牙齿，对护牙健齿有特殊功效，多喝红茶有预防蛀牙和护齿功效；

④葡萄柚、柠檬、猕猴桃等富含维生素 C，对预防牙龈炎疗

效显著。

32. 营养不良糖尿病患者应选择哪些蛋白质食物？

应摄入含人体必需氨基酸高的蛋白质食物,如奶、蛋类、鱼、虾及禽肉、畜肉等和大豆、黄豆、大青豆等。鸡肉含蛋白质最多;黄豆含蛋白质也较丰富。动物蛋白质所含氨基酸种类和比例较符合人体需要,营养价值较植物性蛋白质高。

十、糖尿病患者运动疗法篇

01. 什么是糖尿病运动疗法？

　　糖尿病运动治疗又称体育治疗，是糖尿病重要的辅助疗法。运动可增加糖利用及外周组织对胰岛素敏感性。对于糖尿病患者来说，运动能使血糖浓度、基础和餐后血胰岛素浓度降低，降低糖化血红蛋白浓度，减少甘油三酯及低密度脂蛋白胆固醇，增加高密度脂蛋白胆固醇，增加能量和脂肪消耗，降低体重和调节心血管系统功能状态等，能预防和延缓糖尿病并发症发生。

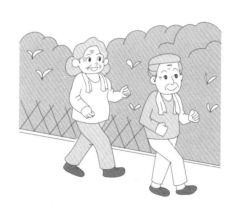

02. 您知道糖尿病运动疗法的起源吗？

　　🔍 公元610年，隋朝太医巢元方在《诸病源候论》中提出，消渴患者应"先行一百二十步，多者千步，然后食之"。上述论述可能是糖尿病运动疗法最早证据。

🔍 20 世纪初，法国医生布沙尔（Bouchardat）发现，经常活动的糖尿病患者较活动少者病情恢复快。

🔍 1926 年，劳伦斯（Lawrence）发现运动疗法结合胰岛素治疗较仅用胰岛素降糖效果好。

🔍 1935 年，美国著名糖尿病学家乔斯林（Joslin）指出，"运动应当视为糖尿病的治疗工具"，并把饮食、运动和胰岛素疗法喻为是"古代战车的三匹战马"，是战胜糖尿病的三大法宝。

之后，科学家和医学家们不断研究使糖尿病运动疗法得以发展。

03. 运动疗法对糖尿病患者有何益处?

通过运动可使糖尿病患者对胰岛素的敏感性增高，促进肌肉和组织比静息时更多利用血糖；促进新陈代谢，改善肌糖原氧化代谢，减轻体重，预防心、脑血管并发症；增强身体各器官免疫功能，提高机体应激能力，提高生活质量。

国外学者通过 14 项临床试验荟萃分析发现，在体重不减轻的情况下，50%~60% 最大摄氧量（VO_{2max}）的单车练习可以使 2 型糖尿患者的糖化血红蛋白浓度下降 0.66%。葡萄糖输注速率（GIR）在运动后显著高于运动前休息状态，提示运动能增加胰岛素诱导的葡萄糖利用率。由此可知，持续运动时，肝脏和肌肉内的储存糖原分解成葡萄糖，为运动提供能量，不断消耗，血糖逐渐下降，高血糖状态得以缓解。运动后，肝脏和肌肉又使葡萄糖转化为糖原储存，使血糖持续下降。

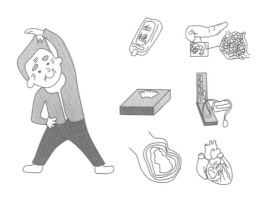

04. 糖尿病患者进行运动疗法时应注意什么？

● 糖尿病患者选择运动疗法前应进行身体检查，包括身高、体重、血压、四肢关节、视力和血尿常规、血糖、心电图、心肺及肝肾功能等，并应取得医生的指导。

● 医生尚应参考患者年龄、性别、文化程度、饮食及运动习惯、生活作息等制定适合患者自己的个体化方案。

● 开始进行运动疗法时应量力而行，逐渐适应。采用科学和规范的运动模式，长期坚持，持之以恒则能收到事半功倍的效果。

● 运动前需考虑到运动中可能发生的问题，做好预防措施。

● 运动过程中应掌握好合适的运动量，注意自我感觉和监测心率变化，出现不适，立即停止运动，以防发生意外，特别是老年糖尿病患者更应做好充分准备工作。

● 过量运动可促发低血糖。运动时最好有家人或朋友陪同，随身携带糖尿病卡，并应做好发生低血糖和其他意外的准备。

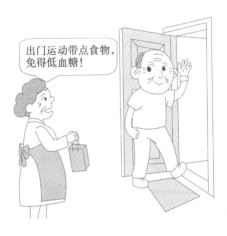

05. 运动疗法适用于哪些糖尿病患者？

早在 20 多年前,瑞典学者比约恩托普(Bjorntorp)等就指出,体育运动作为一种治疗方法适用于过度肥胖的 2 型糖尿病患者。同时也适用于轻度和中度的 2 型糖尿病及稳定无严重并发症的 1 型糖尿病患者。运动疗法不适用于伴有急性并发症的糖尿病患者等。

06. 糖尿病患者运动疗法包括哪些内容？

糖尿病运动疗法种类很多,它是一种低至中强度的有氧训练,包括步行、短或中距离跑步、攀登、跳绳、踢毽或太极拳等。

可根据患者个人身体状况、目标、需求、爱好、习惯和环境加以选择。运动疗法不必是单一的,可以采取组合或交换的运动方式进行。

步行安全、简捷而易行,并且是最容易坚持的一种锻炼方式,常为患者首选的运动项目。

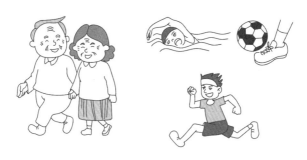

07. 为什么糖尿病患者运动疗法应个性化?

每个糖尿病患者因体质、饮食、从事工作及平时运动习惯不同,对于同样运动的耐受力和反应也不同。运动疗法需要根据患者年龄、性别、基础疾病、生活习惯、运动爱好等个人因素,进行个体化方案。在运动过程中根据个人情况循序渐进,既保证了运动的安全性,也能保证其延续性和积极性。

● 运动疗法采用方式应简单易行、便于坚持,便于普及和推广,可行性高。

● 运动选择以不引起身体和精神疲劳为好,对降糖和减重有效为度。

● 开始进行运动前,选择相对固定饮食,餐前、餐后和运动前后都要进行血糖检测,在定量运动后再进行比较,这样才能取得经验。在实践中逐渐摸索运动疗法的规律和疗效。

● 在摄入适合糖尿病患者饮食前提下,因人而异和因地制宜对运动量和强度进行调整。最后既能获得患者喜欢又能使血糖浓度波动较小的运动模式。

08. 糖尿病患者如何进行运动疗法?

糖尿病患者进行运动疗法时,应注意到运动的强度。通常认为,运动强度的定义是运动时心率占最大心率的百分比。低强度运动是运动时心率不超过最大心率的60%;中强度运动是运动时心率介于最大心率的60%~75%;高强度运动是运动时心率超过最大心率的75%。合理的运动强度能使患者运动时心率达到最大耗氧量的60%。活动时最大心率的简单计算方法为170-年龄。

2010年,美国糖尿病协会指南推荐,每周至少3天进行150分钟中、高强度的有氧运动,并且两次运动间隔时间不超过2天。多数人建议,餐后1~2小时进行定时运动为好,此时运动降糖效果好。运动疗法要量力而行,根据自己的体力情况,每次步行40~60分钟,每日二次。运动环境

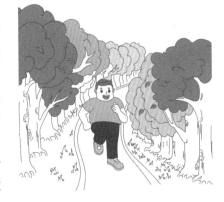

选择在林间路面平整的小路上,无空气污染和不易发生交通事故地方。

09. 您知道运动对血糖的影响吗?

● 运动能增加体内葡萄糖的消耗;运动能促进胰岛素吸收,应用胰岛素或降糖药的患者血药浓度达高峰时运动更易发生低血糖;营养较差患者尤其应避免空腹运动。

● 无并发症的肥胖型糖尿病患者,餐前运动量较大时,对抗胰岛素的激素分泌增多,引起暂时性血糖升高,缓解饥饿感,有利于减重。

● 运动时间选在餐后 1 小时不易发生低血糖。餐后 1.0~1.5 小时中等强度以下运动能降低血糖、血脂和体重。

● 睡眠前运动时间较长时,容易发生延迟性夜间低血糖。

● 较高强度运动能消耗体内葡萄糖,减轻体重,改善糖耐量,减轻胰岛素抵抗。

10. 如何宣教糖尿病的运动疗法?

专人的正确引导和健康宣教十分重要,有助于推广运动疗法。

● 患者应适当地学习运动理论,科学的方法,并接受专业的指导、获得及时有效的反馈。

● 运动过程中应对运动进行量化,便于计算运动量。最好将运动的情况以表格的形式记录下来,一方面可了解自己运动的质量,同时也能将信息提供给医生,作为进一步诊断和治疗的参考。

● 注射胰岛素者,尽量选择注射在腹部;有高血压者,不举重和屏气;如果有周围血管病变时,应注意缩短运动持续时间;如果有视网膜病变,不举重、不潜水、头不低于腰;如果有周围神经病变,避免过度伸展、不负重。

十一、口服降糖药治疗篇

01. 您知道口服降糖药有哪几类吗？

目前,我国常用的口服降糖药有:

①磺酰脲类促泌药:通过刺激胰岛素分泌降低血糖;

②非磺酰脲类促泌药:如格列奈类刺激第一时相胰岛素分泌,治疗餐后高血糖;

③双胍类:抑制肝糖原异生,减少葡萄糖来源,增强组织对葡萄糖摄取和利用,提高胰岛素敏感性,抑制胰高血糖素释放,对胰岛功能正常或已丧失的肥胖或非肥胖糖尿病人均有降血糖作用;

④噻唑烷二酮类增敏药:通过增强组织对胰岛素敏感性和降低胰岛素抵抗从而降血糖;

⑤α葡萄糖苷酶抑制药:延缓肠道碳水化合物吸收,降低餐后血糖;

⑥二肽基肽酶-4抑制药:通过影响胰腺β细胞和α细胞功能调节血糖浓度;

⑦钠-葡萄糖协同转运蛋白2抑制药。

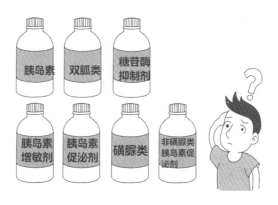

02. 您知道口服降糖药的不良反应吗？

任何事物都是一分为二的。降糖药在治病的同时，还会给患者带来不同程度伤害。因为糖尿病是慢性病，多数患者需要长期、甚至终身服药，不了解降糖药危害，出现问题就会使你不知所措。

胰岛素和磺酰脲类降糖药应用过程中主要不良反应是发生低血糖或低血糖昏迷，严重时甚至危及生命！

在应用任何降糖药过程中，如果出现心悸、出汗、头晕、乏力等症状时，即为低血糖的先兆，需要立即处理。双胍类和α葡萄糖苷酶抑制药单独应用，不会直接出现低血糖，但常可出现不同程度的胃肠道反应，影响患者营养素吸收。上述降糖药物的共性是，长期应用可出现不同性质和程度的贫血。这些都需要患者注意，应用前要认真仔细阅读药物说明书。

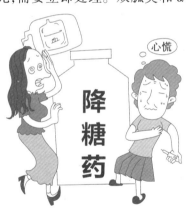

03. 糖尿病患者如何选用口服降糖药？

糖尿病患者进行饮食和运动疗法不理想者，再考虑降糖药

治疗。在选用降糖药时,应注意以下几点:

①1型糖尿病需终生胰岛素替代治疗,不用胰岛素促泌药或胰岛素增效药;

②肥胖型2型糖尿病应选用双胍类药、α葡萄糖苷酶抑制药或胰岛素增效药;

③消瘦型2型糖尿病可选用胰岛素促泌药、胰岛素增敏药,不宜应用双胍类药或α葡萄糖苷酶抑制药;

④有急性并发症或合并症的糖尿病患者应选用短效胰岛素治疗,病情稳定后,换用长效胰岛素或相关口服降糖药治疗;

⑤成年人与儿童2型糖尿病患者选用口服降糖药原则相同。但有许多口服降糖药不推荐用于儿童和青少年2型糖尿病患者,二甲双胍对于肥胖型儿童和青少年2型糖尿病患者安全有效。磺酰脲类和非磺酰脲类胰岛素促泌药对儿童和青少年2型糖尿病患者安全性尚有待研究。

不同降糖药的主要作用部位

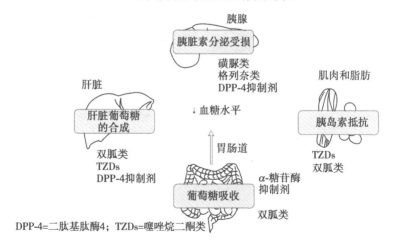

DPP-4=二肽基肽酶4;TZDs=噻唑烷二酮类

250

04. 您知道哪些糖尿病患者不能用口服降糖药吗？

不能应用口服降糖药的糖尿病患者有：

①糖尿病合并急性并发症者；

②合并严重慢性并发症如胃轻瘫、肾病、心脑血管疾病者；

③糖尿病合并严重肝功能障碍患者；

④血糖波动较大的 2 型糖尿病患者。

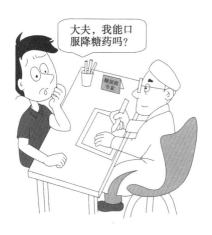

05. 肥胖型糖尿病患者应怎样选用降糖药？

糖尿病患者体质指数（BMI）≥28 即符合肥胖标准。对于肥胖型糖尿病患者，促进胰岛素分泌的降糖药（磺酰脲类）不适

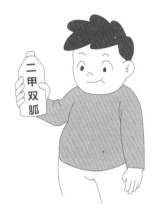

合作为首选,因会增加患者食欲,不利于肥胖控制。

肥胖本身就会加重糖尿病病情。**肥胖型2型糖尿病首先强调健康生活方式,合理饮食、运动和控制体重**。在此基础上,首选二甲双胍,能有效降低血糖,不刺激胰岛素分泌,尚能增加胰岛素敏感性。还可用或加用α葡萄糖苷酶抑制药。

06. 糖尿病患者口服降糖药应注意什么？

糖尿病患者需知道,您的病需要综合性治疗,不只是通过应用几种降糖药就能治好的,降糖药只是一种治疗措施。因此,用药时应注意:

①纠正不良生活习惯,超重或肥胖者首先控制饮食、增加运动量、生活要有规律、戒烟少酒和稳定情绪等;

②选择降糖药要遵照医嘱,不能随意用药;

③不能仅根据症状换药或停药,应遵医嘱用药;

④如果因合并症用药时,应注意所用药与降糖药的相互作用;

⑤服药前要看药物说明书,通常应按说明书用药或遵医嘱用药;

⑥服药期间要定时监测血糖、尿糖和糖化血红蛋白等;

⑦漏服降糖药时,不建议补服。

07. 您知道磺酰脲类降糖药的作用是怎样发现的吗？

🔍 1942年法国内科医师马塞尔·安本发现,应用磺胺类药衍生物2254RP(对氨基苯磺酰胺—异丙基1,3,4硫二氮茂)治疗伤寒患者时,患者易发生低血糖。随后法国科学家奥古斯特研究发现,2254RP能降低狗的血糖,说明磺胺类药衍生物有降糖作用。

🔍 1955年,法兰比和富克斯首先报道磺胺衍生物—对氨苯磺酰丁脲(氨磺丁脲)治疗肺炎时出现低血糖反应。该药因用于治疗轻型2型糖尿病患者毒性大而被淘汰。

🔍 1956年,以甲基取代苯环上氨基获得甲苯磺丁脲后,该药即不再有抗菌作用,而有明显降糖作用,此即为第一代磺酰脲类口服降糖药。

🔍 1975年,意大利科学家在对乙酰苯磺酰环己脲基础上合成第二代磺酰脲类降糖药——格列苯脲和格列吡嗪。

08. 您知道有哪些磺酰脲类口服降糖药吗？

磺酰脲类降糖药能促进胰岛素分泌和释放,增强周围组织胰岛素受体和受体后敏感性,促进糖原合成,减少肝糖产生,部分药尚有抗凝和改善微循环作用。根据其结构及作用分为:

①第一代:甲苯磺丁脲(D860、甲磺丁脲、甲糖宁)、醋磺己脲(乙酰苯磺酰环己脲、醋磺己脲、乙酰磺己脲、醋磺环己脲、

乙酰磺环己脲醋)、妥拉磺酰脲(甲磺氮草脲、甲磺吖庚脲)、甲磺氮脲(对甲苯磺酰六氢氮脲)、氯磺丙脲(P-607、特泌胰、氯苯磺山丙脲、氯磺碘丙料脲)、对氨苯磺酰丙脲(氯磺丙脲、氯苯磺酰丙脲、氯磺碘丙脲、特泌胰、特必胰);

②第二代:格列苯脲(优降糖、格列赫素、达安疗、HB-419)、格列吡嗪(吡磺环己脲、美吡达、瑞罗宁、瑞易宁、瑞怡宁、迪沙、优哒灵、依必达、依吡达、灭特尼、灭糖脲、曼迪宝、利糖妥);格列齐特(甲磺吡脲、达美康、卫达来克胰、圣瑞恩)、格列波脲(克糖利、格拉出尔、甲磺丙脲、甲磺冰脲、甲磺二冰脲)和格列喹酮(糖适平、克罗龙、糖肾平、喹磺环己酮、喹磺环己脲)等;

③第三代:格列美脲最常用的制剂为安万特公司出产亚莫利。其他公司出产的格列美脲尚有安多美、依瑞、安尼平、迪北、佳和洛、力贻苹、普糖苹、圣平、圣糖平、唐弗、糖苏、万苏平等。

09. 您知道何时选用磺酰脲类降糖药吗？

● 在以下情况时可选用或加用磺酰脲类降糖药:饮食控制和适当运动仍不能控制血糖的2型糖尿病患者。

● 根据磺酰脲类降糖作用,由强到弱依次为:格列苯脲、格列美脲、格列波脲、格列吡嗪、格列齐特、格列喹酮。

● 有轻度肾功能不全的患者可以选择格列喹酮(糖适平);老年人宜选用格列喹酮(糖适平)、格列齐特(达美康);合并血管病者宜选用格列齐特(达美康);年轻血糖较高者可选用格列苯脲(优降糖)。

10. 您知道应用磺酰脲类降糖药的注意事项吗？

应用磺酰脲类降糖药需注意四方面问题：

● 根据患者病情选药：

①餐后血糖升高者选择短效磺酰脲类格列吡嗪等；

②空腹血糖升高或餐后及空腹血糖都升高时选择中长效磺酰脲类（如格列美脲或格列吡嗪控释片等）。

● 药物使用技巧：

①餐前服用，从小剂量开始，根据血糖监测结果调整剂量；

②老年糖尿病及餐后血糖高患者宜选用短效磺酰脲类降糖药；

③老年糖尿病患者易发生低血糖，用药期间应严密监测血糖；

④单用磺酰脲类药控制血糖不达标时，可联用胰岛素和（或）双胍类、α葡萄糖苷酶抑制药、噻唑烷二酮类降糖药；

⑤应用磺酰脲类降糖药期间，严密监测血糖及肝、肾功能；

⑥肝、肾功能障碍者不宜选用。

● 注意用药期间的不良反应。

● 注意合并应用的药对磺酰脲类药疗效的影响。

11. 您知道哪些药能影响磺酰脲类降糖药的作用吗？

能影响磺酰脲类降糖药作用的药有以下两类：

①增强降糖作用：包括非甾体类抗炎药（如保泰松、吲哚美

辛和水杨酸钠等)、抗生素类(如青霉素、氯霉和磺胺类等)、β受体阻滞药、双香豆素、华法林、丙磺舒、胍乙啶等。

②降低降糖作用:包括氯丙嗪、噻嗪类利尿药、糖皮质激素、甲状腺素、口服避孕药、苯妥英钠、二氮嗪、异烟肼、利福平、吩噻嗪类等。

12. 服用磺酰脲类降糖药疗效不佳的原因有哪些?

有些糖尿病患者口服磺酰脲类降糖药治疗时疗效不佳,实际上可能不是降糖药物作用小,而是服用不得法。常见原因有以下几种:

①糖尿病患者未合理控制饮食;

②未同时进行运动疗法;

③患者用药剂量不足;

④患者胃肠功能障碍;

⑤患者对磺酰脲类药产生耐药;

⑥患者已出现胰岛 β 细胞功能衰竭;

⑦同时服用降低该药疗效的药物;

⑧存在应激状态。

13. 什么是磺酰脲类降糖药原发性失效?原因是什么?

糖尿病患者在严格控制饮食情况下,服用最大量的磺酰脲类降糖药连续治疗 1 个月而未见明显降糖效应,空腹血糖下降不足 1.1mmol/L 以上或者高于 13.9mmol/L 者称为磺酰脲类降糖药原发性失效。约见于 10% 的 2 型糖尿病患者。

磺酰脲类降糖药原发性失效的主要原因:

①饮食控制不当;

②胰腺 β 细胞功能受损严重;

③长期高血糖引起 β 细胞中毒。

通常,需要经过合理控制饮食和联合胰岛素治疗纠正。

14. 什么是磺酰脲类降糖药继发性失效？原因是什么？

磺酰脲类降糖药继发性失效是指患者应用此类降糖药 1 个月或较长时间内血糖控制理想,但经过数月或数年治疗后疗效逐渐减弱或消失,即使应用最大剂量时血糖也不能控制,出现明显高血糖。

每年有 5%~15% 的 2 型糖尿病患者发生磺酰脲类降糖药继发性失效问题。有报道,应用磺酰脲类降糖药治疗 5 年的患者,30%~40% 发生继发失效;应用磺酰脲类降糖药治疗 10 年的 2 型糖尿病患者,绝大多数需加用一种或以上其他类型降糖药(如双胍类药、噻唑烷二酮类或胰岛素)方可以减少继发性失效的发生率。

目前认为,磺酰脲类降糖药继发性失效的原因有:

①随着磺酰脲类降糖药疗程延长,胰岛 β 细胞对该药的敏感性逐渐降低;

②胰岛β细胞在药物刺激下持续分泌胰岛素,最终导致胰岛β细胞衰竭;

③外周组织对磺酰脲类药刺激分泌的胰岛素发生抵抗引起失效。

15. 您知道格列奈类降糖药的降糖特点吗？

格列奈类药是一种新型非磺酰脲类促胰岛素分泌药,通过与胰岛β细胞膜上磺酰脲受体结合重塑胰岛素早相分泌作用,较磺酰脲类药起效快,有效降低餐后血糖为主。由于其起效快且作用时间较短,不易引起低血糖发作,对心血管也有一定的保护作用,不加重肾脏负担。此类药包括瑞格列奈(诺和龙)和那格列奈(唐力)。

新诊断的2型糖尿病患者经饮食和运动疗法无效时接受瑞格列奈治疗,较磺酰脲类降糖药(格列吡嗪、格列苯脲等)更能直接改善胰岛素早相分泌,与二甲双胍伍用疗效更为理想。

16. 您知道应用格列奈类降糖药的注意事项吗？

应用格列奈类降糖药时应注意以下几点:

①适用于餐后血糖升高的2型糖尿病患者,也可与长效胰岛素联合应用;

②餐前 15 分钟内口服；

③该类药体内代谢时间短,可用于轻、中度肝肾功能不全患者,禁用于严重肝肾功能不全患者；

④与二甲双胍合用可能出现低血糖。

17. 您知道哪些药能影响格列奈类降糖药的作用吗？

🌿 增强格列奈类药作用的药物有：

①抗生素：如环丙沙星或磺胺药；

②非甾体抗炎药：阿司匹林或布洛芬；

③降压药：钙通道阻滞药、非选择性 β 受体阻滞药或血管紧张素转换酶抑制药；

④调脂药：吉非贝齐可升高格列奈类药血药浓度；

⑤单胺氧化酶抑制药：包括抗菌药（异烟肼、呋喃唑酮、酮康唑、灰黄霉素）、降压药（优降宁）、抗抑郁药（苯乙肼、溴法罗明、托洛沙酮、异唑肼（闷可乐）、苯环丙胺、吗氯贝胺、司立吉兰）、治疗帕金森病药（左旋多巴）及抗癌药（甲基苄肼）等；

⑥奥曲肽、促合成代谢激素、酒精等。

🌿 降低格列奈类药作用的药物有：

①利福平；

②噻嗪类利尿药、糖皮质激素、甲状腺激素、口服避孕药或拟交感神经药等。

18. 您知道双胍类降糖药应用的历史吗？

山羊豆类植物法国丁香是古代用于治疗糖尿病的"民间偏方"。双胍类药（二甲双胍、苯乙双胍和丁双胍等）就是从类似植物药材（法国丁香、芦荟等）中提取的。

🔍 1922年，埃米尔沃纳和詹姆斯·贝尔首先通过合成N，N-二甲基胍获得二甲双胍。

🔍 1929年，斯洛塔和切舍发现二甲双胍降糖作用最强。

🔍 1957年，法国糖尿病专家让·斯特恩报道二甲双胍降糖的临床研究结果。

🔍 1958年，英国始用二甲双胍。

🔍 20世纪70年代末，苯乙双胍等不良反应较大停用。

🔍 牛津大学罗伯特·特纳教授等对二甲双胍作用进行22年前瞻性研究后，1998年才给予充分肯定。

🔍 目前，二甲双胍作为一线降糖药广泛用于临床。

19. 您知道双胍类降糖药的作用吗？

双胍类口服降糖药的主要机制是通过增加糖的无氧酵解、抑制肠道糖吸收及肝糖产生和改善周围组织对胰岛素的抵抗而降低血糖。此外，其减轻体重和改善血脂浓度也有助于血糖改善。研究发现，双胍类口服降糖药二甲双胍尚有抗癌和抗衰老作用。

20. 您知道有哪些常用双胍类降糖药吗？

双胍类降糖药包括苯乙双胍（或称苯乙福明、降糖灵）、二甲双胍（或称甲福明、降糖片、美迪康、格华止、立克糖）和盐酸丁福明（或称盐酸丁二胍、盐酸丁双胍）。

21. 您知道双胍类口服降糖药的适应证吗？

双胍类口服降糖药对 1 或 2 型糖尿病患者均有降糖作用，为食欲较好的 2 型肥胖型糖尿患者的首选药。对饮食和运动疗法无效的超重或糖耐量减退患者可用二甲双胍治疗。双胍类与胰岛素合用治疗 1 型糖尿病患者可减少胰岛素用量。二甲双胍对多囊卵巢综合征患者也有缓和减重作用。

22. 您知道应用双胍类降糖药的注意事项吗？

双胍类降糖药是 2 型糖尿病患者一线用药，但需注意：

①与其他口服降糖药或胰岛素联用易出现低血糖；

②禁用于合并肝肾功能障碍、心衰及慢性阻塞性肺病的 2 型糖尿病患者；

③易出现腹泻、恶心、呕吐、胃胀、乏力或消化不良等不良反应。

23. 影响二甲双胍作用的药有哪些？

❀ 增强二甲双胍作用的药有：

①磺酰脲类降糖药和胰岛素能协同二甲双胍的降糖作用；

②地高辛、奎尼丁、普鲁卡因胺、氨苯蝶啶、雷尼替丁、西咪替丁、阿米洛利、万古霉素、甲氧苄氨嘧啶、吗啡、奎宁等能减少肾脏二甲双胍排出，增强药效。

❀ 降低二甲双胍作用的药物有：钙通道阻滞药（如硝苯地平）、噻嗪类利尿药（如氢氯噻嗪）、糖皮质激素（如氢化可的松、泼尼松）、甲状腺素制剂（如左甲状腺素）、避孕药（如炔诺酮、氯地孕酮）、雌激素（如雌二醇、孕三烯酮）、拟交感神经药（如去甲肾上腺素、间羟胺）、吩噻嗪类（如氯丙嗪）等与二甲双胍同用有拮抗。

❀ 具有特殊作用的药：吲达帕胺与二甲双胍伍用易发生乳酸酸中毒；双香豆素类与二甲双胍伍用易发生出血倾向。

24. 消瘦型糖尿病患者能服用二甲双胍吗？

二甲双胍能抑制食欲，并且胃肠道不良反应多，大约10%服用二甲双胍患者发生腹部不适、厌食、恶心、腹泻等，明显降低体重,更能加重营养不良。因此,消瘦型糖尿病患者不能服用二甲双胍。

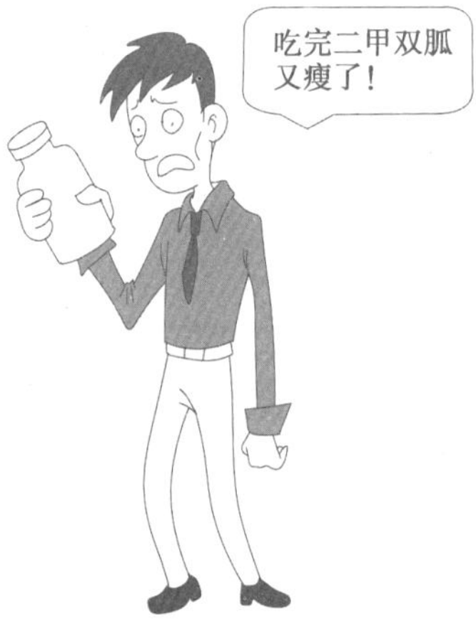
吃完二甲双胍
又瘦了!

25. 2型糖尿病伴肝损伤患者能服用二甲双胍吗?

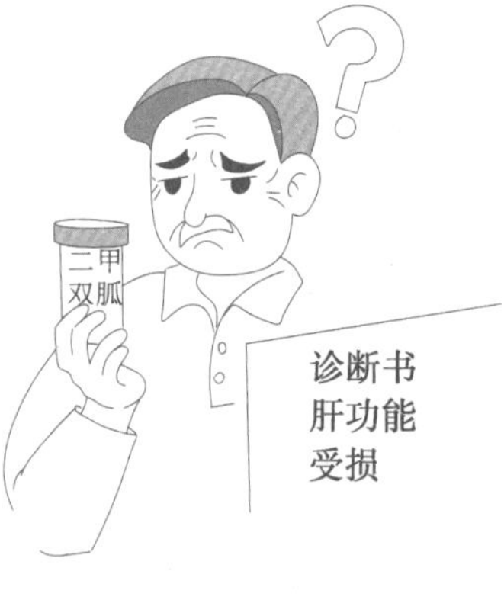
二甲
双胍
诊断书
肝功能
受损

二甲双胍经胃及小肠吸收入血,不经过肝脏代谢,以原形经肾脏排泄。然而二甲双胍有可能引起乳酸酸中毒。

作用机制:

①二甲双胍通过抑制线粒体内乳酸向葡萄糖转化,引起乳酸堆积;

②二甲双胍主要通过抑制

肝脏糖异生酶,抑制肝糖原输出,阻断乳酸代谢通路。

✿ 伴有以下情况的 2 型糖尿病患者应避免使用二甲双胍:

①严重肝损伤(血清转氨酶超过正常上限 3 倍)及肾功能不全者;

②肝硬化患者禁用;

③酒精性肝疾病者慎用。

26. 2 型糖尿病伴肾损伤患者能服用二甲双胍吗?

二甲双胍主要经肾脏排泄,肾损伤者应慎用二甲双胍,血乳酸水平升高者需停用。

根据 2014 年《二甲双胍临床应用专家共识》,造影检查时,肾功能正常者,造影前不必停用二甲双胍;使用造影剂后,应在医生指导下停用 48~72 小时,复查肾功能正常后可继续用药。肾功能异常患者,应在使用造影剂及全身麻醉术前 48 小时暂停二甲双胍,之后还需停药 48~72 小时,复查肾功能结果正常后方可继续用药。

27. 您知道 α 葡萄糖苷酶抑制药的作用吗?

此类药主要作用于小肠上皮刷状缘,竞争性抑制小肠各种α 葡萄糖苷酶,防止 1,4- 糖苷键水解,减慢淀粉、蔗糖和麦芽糖水解产生葡萄糖的速度,延缓肠道葡萄糖吸收,降低餐后血糖峰值。α 葡萄糖苷酶抑制药不刺激 β 细胞分泌胰岛素,可降低餐后胰岛素浓度,增加胰岛素敏感性。

因此,α 葡萄糖苷酶抑制药可用于:

①饮食和运动疗法控制不佳的 2 型糖尿病患者;

②应用其他降糖药不能控制病情的 2 型糖尿病患者;

③配合胰岛素治疗的 1 型糖尿病患者可减少胰岛素用量。

28. 您知道有哪些 α 葡萄糖苷酶抑制药吗？

目前临床上应用的 α 葡萄糖苷酶抑制药类降糖药主要有阿卡波糖(拜糖平、卡博平)、伏格列波糖(倍欣)、米格列醇(来平、奥恬苹)及乙格列酯等。

29. 您知道应用 α 葡萄糖苷酶抑制药的注意事项吗？

服用 α 葡萄糖苷酶抑制药注意事项有:

①适用于碳水化合物为主食及餐后血糖升高的糖尿病患者,不能作为 1 型糖尿病患者的主要治疗药。

②用药前应常规检查肝肾功能,有肝、肾(血肌酐>176.8μmol/L)功能损害者不宜使用。

③整片服用,应与第一口饭同服,从小剂量开始,逐渐加量。

④与其他降糖药同用时注意发生低血糖,与胰岛素联用时可减少胰岛素用量。

⑤常见胃肠道反应有腹胀、排气多、恶心、呕吐、食欲减退，偶有腹泻、痉挛性腹痛或顽固性便秘等，1~2周可缓解，必要时减量，严重肠道疾病者禁用。

⑥烟酒嗜好者不宜用。

⑦18岁以下青少年、孕妇及哺乳期妇女禁用。

30. 您知道哪些药能影响 α 葡萄糖 苷酶抑制药的作用？

磺酰脲类、格列奈类、双胍类、噻唑烷二酮类降糖药物及胰岛素与 α 葡萄糖苷酶抑制药合用有协同降糖作用。甲状腺激素、肾上腺素、调脂药（如考来烯胺）、抗酸药和助消化药能减弱该类药降糖作用，降低药效。

31. 什么是胰岛素增敏药？临床上 常用的胰岛素增敏药有哪些？

顾名思义，胰岛素增敏药是通过提高胰岛素敏感性，增强胰岛素作用的物质，又名"胰岛素增敏因子"，它能使细胞膜上胰岛素受体对胰岛素敏感性增强，促进细胞对葡萄糖利用而降低血糖。代表药为噻唑烷二酮衍生物。

噻唑烷二酮衍生物类降糖药包括曲格列酮（商品名瑞泽林）、环格列酮、恩格列酮、罗格列酮（文迪雅、维戈洛）、吡格列酮（瑞彤、艾可拓）等。

噻唑烷二酮类衍生物第一代药物是曲格列酮，因肝毒性较大,2000 年 3 月 21 日起已撤出美国市场。环格列酮和恩格列酮因疗效差,不良反应大,已被淘汰。罗格列酮的心血管不良反应大,已少用。

目前,临床主要应用吡格列酮,肝功能损伤和心力衰竭患者禁用。用此药前,一定要检查肝功能。

32. 如何判断哪些糖尿病患者需用胰岛素增敏药治疗?

怎样才能判断一个糖尿病患者的胰岛素不敏感或发生胰岛素抵抗呢?

判断胰岛素疗效高低的最终指标是血液胰岛素浓度与血糖浓度的关系。如果糖尿病患者血胰岛素浓度很高而血糖浓度未有明显下降或仍升高,说明胰岛素敏感性降低。此时,就应给予胰岛素增敏药治疗。因此,给予胰岛素增敏药前,必须测定血糖与胰岛素浓度。

胰岛素增敏药可增加胰岛素敏感性,降低空腹和餐后血糖,防治糖尿病血管并发症。临床上,主要适用于其他降糖药疗效不佳伴胰岛素抵抗的 2 型糖尿病患者,肥胖型 2 型糖尿病患者及多囊卵巢综合征等可用胰岛素增敏药。

33. 您知道噻唑烷二酮类药与哪些降糖药有相互作用?

噻唑烷二酮类药用于 2 型消瘦型糖尿病患者治疗时,与磺酰脲类(如格列苯脲)联用有协同降糖作用;用于肥胖型 2 型糖尿病患者治疗时,与二甲双胍联用具有协同降糖作用,但不增加二甲双胍的不良反应。

34. 您知道应用噻唑烷二酮类药的注意事项吗？

应用噻唑烷二酮类药需注意以下问题:

①药物作用与服药和进餐时间无关;

②不可将药片掰开服用;

③吡格列酮能降低血甘油三酯浓度,增加血高密度脂蛋白胆固醇浓度;

④单独应用此类药不发生低血糖,与胰岛素或胰岛素促泌药合用可发生低血糖;

⑤同服降脂药吉非罗齐可增加罗格列酮疗效,同服利福平可降低其疗效;

⑥可增加心衰风险,心功能不全及水肿患者慎用;

⑦肝损伤者禁用;

⑧儿童及未满 18 岁青少年和孕妇及哺乳期妇女禁用。

35. 您知道二肽基肽酶 -4 抑制药的降糖机制吗？

二肽基肽酶 -4 是肠道黏膜上皮表达最高的细胞表面丝氨酸蛋白酶,在肝脏、胰腺、胎盘及胸腺也有表达。二肽基肽

酶 -4 可灭活胰高血糖素样肽 -1 和葡萄糖依赖性促胰岛素分泌多肽。二肽基肽酶 -4 抑制药可灭活二肽基肽酶 -4,提高血胰高血糖素样肽 -1 和葡萄糖依赖性促胰岛素分泌多肽浓度,促进胰岛 β 细胞再生、抑制其凋亡和改善 α 细胞功能,降低血糖浓度。

二肽基肽酶 -4 抑制药用于治疗 2 型糖尿病患者,且不易诱发低血糖和增加体重。

36. 您知道有哪些二肽基肽酶 -4 抑制药吗？

二肽基肽酶 -4 抑制药(又称肠促胰素类降糖药)是一类新型口服降糖药,在控制血糖浓度同时,不增加体重和发生低血糖。

目前,二肽基肽酶 -4 抑制药有维格列汀(佳维乐)、西格列汀(捷诺维)、沙格列汀(安立泽)、阿格列汀(尼欣那)、利格列汀(欧唐宁)、吉格列汀和替格列汀。

37. 您知道钠 - 葡萄糖协同转运蛋白 2 抑制药的降糖机制吗？

肾脏对肾小球滤液中葡萄糖的重吸收主要通过近曲肾小管上皮细胞内钠 - 葡萄糖协同转运蛋白 1、2 完成,其中钠 - 葡萄糖协同转运蛋白 2 负责 80%~90% 肾小管葡萄糖的重吸收,余为钠 - 葡萄糖协同转运蛋白 1 完成。钠 - 葡萄糖协同转运蛋白

2 抑制药通过抑制钠 - 葡萄糖协同转运蛋白 2 活性,减少葡萄糖重吸收,增加尿葡萄糖排出来降低血糖浓度。

38. 您知道钠 - 葡萄糖协同转运蛋白 2 抑制药的特点吗？

钠 - 葡萄糖协同转运蛋白 2 抑制药不依赖于胰岛 β 细胞功能直接抑制肾近曲小管钠 - 葡萄糖协同转运蛋白 2 阻滞肾葡萄糖重吸收及增加尿糖排出,对肾脏具有高选择性和特异性,对其他组织及器官无显著影响。钠 - 葡萄糖协同转运蛋白 2 抑制药能保护胰岛 β 细胞功能。

钠 - 葡萄糖协同转运蛋白 2 抑制药无论单用或与其他降糖药合用,都能明显降低 2 型糖尿病患者空腹血糖及糖化血红蛋白,兼具降低体重和血压,而且不会增加低血糖和心血管事件等风险。对伴有轻、中度肾功能不全患者也有肾保护作用,患者耐受良好。

39. 您知道有哪些钠 - 葡萄糖协同转运蛋白 2 抑制药吗？

目前,全球已上市的钠 - 葡萄糖协同转运蛋白 2 抑制药有坎格列净、达格列净、恩格列净、依格列净、鲁格列净和托格列净。达格列净和恩格列净已在我国上市。

40. 您知道应用钠 - 葡萄糖协同转运蛋白 2 抑制药的注意事项吗？

钠 - 葡萄糖协同转运蛋白 2 抑制药为 2 型糖尿病的二、三线用药，可与二甲双胍或其他降糖药联合使用。应用钠 - 葡萄糖协同转运蛋白 2 抑制药治疗 2 型糖尿病患者时，并不会增加低血糖、乳腺癌、膀胱癌和心血管事件等风险，但尿路感染、生殖器感染与低血压发生率可能增加。

十二、注射降糖药治疗篇

01. 胰岛素有哪些类型？

🌸 按照胰岛素来源分：

①第 1 代胰岛素 - 动物胰岛素：由猪和牛胰腺中提取；

②第 2 代胰岛素 - 人胰岛素：人胰岛素并非源于人体胰腺，而是以猪胰岛素为原料，通过半合成技术获取胰岛素氨基酸排列与人体胰岛素结构相同的人胰岛素。用重组 DNA 生物合成技术生产的人胰岛素为中性可溶性单组分人胰岛素，又称重组人胰岛素。1987 年第一支人胰岛素制剂问世并应用于临床；

③第 3 代胰岛素 - 胰岛素类似物：20 世纪 90 年代末，利用重组 DNA 技术对人胰岛素氨基酸序列进行相应修饰后获得能模拟人体内胰岛素生理性分泌的物质，继而将速效和中效胰岛素类似物按一定比例预混产生预混胰岛素类似物。胰岛素类似物包括速效胰岛素类似物（或称餐时胰岛素）和长效胰岛素类似物。1996 年，美国礼来公司推出世界首支胰岛素类似物——赖脯胰岛素（优泌乐）及诺和诺德生产的门冬胰岛素（诺和锐）均为速效胰岛素类似物。2000 年，法国赛诺菲公司上市首支长效胰岛素类似物——甘精胰岛素（来得时）。

🌸 按照胰岛素作用时间分：

①超短效（速效）胰岛素：注射后 15 分钟起作用，高峰浓度 1~2 小时；

②短效胰岛素：注射后 30 分钟起作用，高峰浓度 2~4 小时，持续 5~8 小时；

③中效（低鱼精蛋白锌）胰岛素：注射后 2~4 小时起效，高峰浓度 6~12 小时，持续 24~28 小时；

④长效(鱼精蛋白锌)胰岛素:注射后 4~6 小时起效,高峰浓度 4~20 小时,持续 24~36 小时。

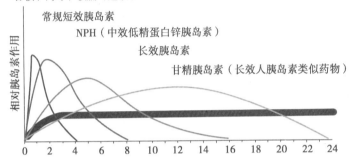

谷赖、门冬、赖脯（速效）

常规短效胰岛素

NPH（中效低精蛋白锌胰岛素）

长效胰岛素

甘精胰岛素（长效人胰岛素类似药物）

相对胰岛素作用

0 2 4 6 8 10 12 14 16 18 20 22 24

02. 动物胰岛素制剂有哪些?

动物胰岛素有猪胰岛素和牛胰岛素,分别由猪或牛胰腺提取,并经多次纯化制成。目前,临床上常用的是国产中性猪胰岛素或普通胰岛素制剂,每瓶 400U 装。牛胰岛素分子结构与人胰岛素差异较大,疗效差,易发生过敏或胰岛素抵抗,已被临床淘汰。

03. 人胰岛素制剂有哪些?

临床上常用的人胰岛素有:

①短效：美国礼来公司生产的优泌林 R、丹麦诺和诺德公司生产的诺和灵 R 及国产的甘舒霖 R 等；

②中效：优泌林 N、诺和灵 N 和甘舒霖 N 等；

③预混：优泌林 70/30（30% 短效优泌林 R+70% 中效优泌林 N）；诺和灵 30R（30% 诺和灵 R+70% 诺和灵 N）、诺和灵 50R（50% 诺和灵 R+50% 诺和灵 N）及甘舒霖 30R（30% 甘舒霖 R+70% 甘舒霖 N）。

附注：（1）优泌林：①瓶装剂型 400 单位 / 支：常规优泌林（短效）、中效优泌林（中效）、优泌林 70/30（预混 30% 短效、70% 中效）；②笔芯剂型 300 单位 / 支：优泌林 R 笔芯（短效）、优泌林 N 笔芯（中效）、优泌林 70/30 笔芯（预混）。

（2）诺和灵：①瓶装剂型 400 单位 / 支：诺和灵 R（短效）、诺和灵 N（中效）、诺和灵 30R（预混 30% 短效、70% 中效）；②笔芯剂型 300 单位 / 支：卡式胰岛素 R 笔芯（短效）、卡式胰岛素 N 笔芯（中效）、卡式胰岛素 30R 笔芯（预混 30% 短效、70% 中效）及卡式胰岛素 50R 笔芯（预混 50% 短效、50% 中效）。

04. 人胰岛素较动物胰岛素有什么优点？

人胰岛素较动物胰岛素用量小，疗效好，不易发生胰岛素抵抗和过敏反应，但易发生夜间低血糖。人胰岛素在 25℃左右室温下可保存 4 周。

05. 胰岛素类似物制剂有哪些？

胰岛素类似物包括超短效、长效及预混胰岛素类似物三类：

（1）超短效胰岛素类似物代表药有门冬胰岛素（诺和锐）、赖脯胰岛素（优泌乐、速秀霖）、谷赖胰岛素（艾倍得）等。

（2）长效胰岛素类似物代表药有甘精胰岛素（来得时）和地特胰岛素（诺和平）等。

（3）预混胰岛素类似物：

①低预混胰岛素类似物 75/25 剂型代表药有赖脯胰岛素 25（25% 赖脯胰岛素 +75% 精蛋白锌赖脯胰岛素）和 70/30 剂型代表药有门冬胰岛素 30（30% 门冬胰岛素 +70% 精蛋白锌门冬胰岛素）；

②中预混胰岛素类似物 50/50 剂型代表药有赖脯胰岛素 50（50% 赖脯胰岛素 +50% 精蛋白锌赖脯胰岛素）和门冬胰岛素 50（50% 门冬胰岛素 +50% 精蛋白锌门冬胰岛素）。

06. 胰岛素类似物较人胰岛素有什么优势？

胰岛素类似物较人胰岛素的优势为：

①可在餐前即刻或餐后注射,起效快,作用持续时间短；

②有利于餐后高血糖控制；

③能模拟人体胰岛素生理代谢过程,有效控制血糖浓度；

④不易发生夜间低血糖；

⑤注射部位药物吸收较稳定。

07. 什么是预混胰岛素？

　　将降低空腹高血糖的精蛋白锌胰岛素类似物和降低餐后高血糖的超短效胰岛素（门冬或赖脯胰岛素）按一定比例混合后出现作用时间介于两者之间的胰岛素混合液称为"预混胰岛素"。

　　药品数字分别表示超短效胰岛素与精蛋白锌胰岛素类似物混合所占比例，注射后 30 分钟起效，持续 16~20 小时。

　　预混胰岛素有三种类型：

　　①预混动物胰岛素：精蛋白锌胰岛素（30R）；

　　②预混人胰岛素：预混低精蛋白锌重组人胰岛素 30R（诺和灵 30R）、预混低精蛋白锌重组人胰岛素 50R（诺和灵 50R）、预混精蛋白锌重组人胰岛素（优泌林 70/30）、预混精蛋白锌重组人胰岛素 30/70（重合林 M30）、预混重组人胰岛素 30/70（甘舒霖 30R）、预混重组人胰岛素 50/50（甘舒霖 50R）、预混精蛋白锌重组人胰岛素 30/70（优思灵 30R）、精蛋白锌重组人胰岛素 50/50（优思灵 50R）；

　　③预混胰岛素类似物：门冬胰岛素 30（诺和锐 30）、门冬胰岛素 50（诺和锐 50）、预混精蛋白锌重组赖脯胰岛素 25（优泌乐 25）和预混精蛋白锌重组赖脯胰岛素 50（优泌乐 50）。

08. 您知道何时应该使用预混胰岛素吗？

2型糖尿病患者应用两种或两种以上口服降糖药联合治疗血糖仍不达标时，可尽早启用预混胰岛素治疗，使血糖浓度趋于稳定。预混胰岛素常于早餐及晚餐前30分钟皮下注射即能使全天血糖趋于平稳。

不同预混胰岛素治疗方案和剂量调整方法不同。通常，根据血糖浓度，每3~5天调整1次预混胰岛素剂量，每次调整1~4U，直至血糖浓度达标。

09. 应用预混胰岛素治疗期间如何进行自我血糖监测？

应根据不同治疗方案制定相应自我血糖监测方案：

（1）每日1次预混胰岛素（包括预混人胰岛素和预混胰岛素类似物）治疗者自我血糖监测方案：

①血糖达标前，每周监测3天空腹、晚餐后和睡前血糖，每2周复诊1次，复诊前1天增加3个血糖监测时间点；

②血糖达标后，每周监测3次血糖（空腹、晚餐后和睡前血糖），每月复诊1次，复诊前1天加测3个血糖监测时间点。

（2）每日2次预混胰岛素（包括预混人胰岛素和预混胰岛素类似物）治疗者自我血糖监测方案：

①血糖达标前，每周监测3天空腹和晚餐前血糖，每2周复诊1次，复诊前1天加测5个时间点血糖；

②血糖达标后每周监测 3 次血糖(空腹、晚餐前和晚餐后血糖),每月复诊 1 次,复诊前 1 天加测 5 个时间点血糖。

(3)每日 3 次预混胰岛素类似物治疗者自我血糖监测:

①开始每天监测 5~7 个时间点血糖(空腹、三餐前后、睡前);

②血糖达标后,每日监测 2~4 个时间点血糖。

10. 什么是混合胰岛素？

预混胰岛素不能满足糖尿病患者病情需要时,即把作用时间不同的胰岛素按不同比例混合起来使用称为混合胰岛素。通常,混合胰岛素配制为:

①将短效胰岛素与中效胰岛素混合。混合时普通胰岛素所占比例越大,起效峰值时间越提前,反之起效峰值时间延迟;

②将短效胰岛素与长效鱼精蛋白锌胰岛素混合,混合比例为 2:1、3:1 或 4:1。混合比例 2:1 时,相当于中效胰岛素;混合比例 >2:1 时,相当于中短效胰岛素;二者比例 <2:1 时,相当于中长效胰岛素。普通胰岛素与长效鱼精蛋白锌胰岛素混合后应立即使用。

11. 哪些糖尿病患者需用胰岛素治疗？

需用胰岛素治疗的糖尿病患者包括:

①初诊的 1 型糖尿病,空腹血糖 >11.1mmol/L,餐后 2 小时 > 16.6mmol/L;

②初诊 2 型糖尿病,空腹血糖 >13.9mmol/L;

③ 2 型糖尿病经口服降糖药治疗 3 个月糖化血红蛋白 > 7.0% 或 2 型糖尿病终末期;

④糖尿病合并严重急慢性并发症(如糖尿病酮症酸中毒及高渗高血糖非酮症综合征)或合并症者;

⑤消瘦型糖尿病;

⑥其他:妊娠糖尿病、围手术期糖尿病及继发性糖尿病。

12. 糖尿病患者何时应该使用胰岛素?

应用预混胰岛素治疗时,停用胰岛素促泌药。具体方法有 2 种:

①每日 1 次预混胰岛素:多于晚餐前注射,起始的胰岛素剂量一般为 0.2U/(kg·d);

②每日 2 次预混胰岛素:起始胰岛素剂量为 0.2~0.4U/(kg·d),早餐或晚餐前各注射 1/2。按上述方法注射胰岛素时,根据不同时间段血糖浓度每 3~5 天调整一次胰岛素剂量,每次调整胰岛素 1~4U,直至血糖浓度达标。

当然,遇有糖尿病酮症酸中毒或高渗性高血糖非酮症综合征患者需住院静脉输注普通胰岛素治疗。

13. 糖尿病患者怎样选用胰岛素？

中国人饮食主要是碳水化合物,在等量碳水化合物刺激下,血糖反应明显高于欧洲人。我国新诊断的2型糖尿病患者中,80%以上存在餐后高血糖。

● 对于需用胰岛素治疗的糖尿病患者,通常选用人胰岛素,尽量不用动物胰岛素,经济条件好者选用胰岛素类似物,睡前通常用中/长效胰岛素。

● 我国2型糖尿病患者应首选含有高比例餐时胰岛素的预混胰岛素。

● 预混人胰岛素因不能模拟生理性胰岛素分泌,需餐前30分钟注射。使用预混人胰岛素的患者餐后血糖控制差,低血糖发生率高。

● 胰岛素类似物门冬胰岛素50较能模拟生理性胰岛素分泌,达峰迅速,可紧邻餐前注射或餐后立即注射,能有效改善餐后高血糖。

● 应用预混人胰岛素血糖控制不佳的2型糖尿病患者可改用门冬胰岛素50强化治疗16周后,糖化血红蛋白即能达标。

14. 您知道应用胰岛素的注意事项吗？

应用胰岛素的患者,需注意如下问题:

①胰岛素注射液需保存于 2~8℃冰箱内,但不能冰冻;

②注射胰岛素前,应观察药液外观有无变化;

③严格遵守无菌操作规程;

④根据选用的胰岛素液注射剂型决定注射时间,注射用胰岛素温度应接近室温;

⑤应用混合型胰岛素时,先抽取短效胰岛素,再抽取中效或长效胰岛素液;

⑥短效胰岛素首选腹部皮下注射,长效胰岛素多在臀部皮下注射,注意更换注射部位;

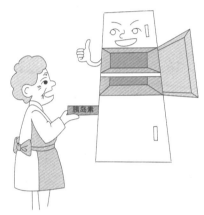

⑦已用过的胰岛素需置于25℃左右室温内保存,避免反复摇晃和阳光照射。

15. 影响胰岛素疗效的因素有哪些?

临床上,胰岛素疗效不理想时,应考虑以下几方面的原因:

①胰岛素制剂本身原因:如保存方法不当、存放时间过长或胰岛素用量计算错误;

②胰岛素抗药问题:患者因素(饮食量、成分或进食时间变化)、活动量、精神因素及所处环境等变化;

③应激状态:感染发热、外伤及其他疾病等;

④存在合并症：如甲亢、皮质醇增多症或妊娠等；

⑤药物影响：患者是否同用对抗胰岛素作用的药物如糖皮质激素、利尿药、避孕药等；

⑥胰岛功能：病程较长者，胰岛细胞功能越来越差，胰岛素用量相应就大。

16. 能增强胰岛素作用的药有哪些？

目前发现的有：

①口服降糖药；

②胰高血糖素样肽 -1 受体激动药：利拉鲁肽或艾塞那肽；

③水杨酸盐类：如非甾体类抗炎药（阿司匹林、对乙酰氨基酚、柳氮磺吡啶和奥沙拉嗪等）；

④抗凝血药：华法林、磺胺类药、甲氨蝶呤等；

⑤β 受体阻断药：普萘洛尔等；

⑥血管紧张素转换酶抑制药；

⑦奥曲肽；

⑧其他药物如抗抑郁药、单胺氧化酶抑制药、溴隐亭、氯贝特、锂盐、酮康唑、甲苯达唑、吡多辛、茶碱等。

17. 能对抗胰岛素作用的药有哪些？

能使血糖升高的药物即为胰岛素对抗药。常见的有以下

几种:

①激素类药物:糖皮质激素、促肾上腺皮质激素、胰高血糖素、雌激素、肾上腺素、去甲肾上腺素、甲状腺素、生长激素;

②钙通道阻滞药:地尔硫䓬、硝苯地平、维拉帕米等;

③其他药物:可乐定、达那唑、肝素、H_2受体拮抗药、噻嗪类利尿药、苯妥英钠、苯乙丙胺。以上药物与胰岛素合用时,需要适当增加胰岛素用量。

18. 什么是胰岛素对抗激素?

胰岛素对抗激素是指与胰岛素作用相反能升高血糖的激素。胰岛素对抗激素分泌过多时,会出现糖尿病。此类激素包括:

①胰高血糖素;

②甲状腺激素;

③肾上腺素(或去甲肾上腺素);

④糖皮质激素;

⑤生长激素;

⑥生长抑素。

19. 什么是胰岛素抗药性?

胰岛素抗药性是胰岛素抵抗的一种特殊类型,即糖尿病患者对正常剂量的胰岛素治疗无效,需要增加常规剂量的数倍以上方可产生疗效。无酮症酸中毒或非继发性糖尿病患者成人每日胰岛素用量超过 200U(或超过 1.5U/kg 或 2.0U/kg)或 14 岁以下儿童超过 2.5U/kg 治疗 48 小时以上无疗效者称为胰岛素抗药性。

胰岛素抗药性患者体内常能发现胰岛素抗体,特别见于长期应用动物胰岛素(如牛或猪胰岛素)的患者。尚应除外肥胖、感染、肝病、血色病、白血病、类风湿关节炎、脂肪萎缩性糖尿病等引起的胰岛素抗药性。

此外,尚可能与体内胰岛素靶细胞功能缺陷有关。有文献报道,发生胰岛素抗药性者,每日胰岛素最大用量高达 25 000U。通常,出现胰岛素抗药性可持续数周或数月后自行缓解。

20. 遇到胰岛素抗药患者怎么办?

随着临床上人胰岛素类似物应用增多,胰岛素抗药性现象越来越少。对于胰岛素抵抗患者,应采取如下措施:

①病因治疗:控制饮食、减轻体重、增加体育运动和戒烟等;

②加用口服降糖药:二甲双胍、阿卡波糖、或噻唑烷二酮。罗格列酮可使 2 型糖尿病胰岛素抵抗减轻 30%~100%,肌肉葡萄糖摄取率增加 38%,全身葡萄糖摄取增加 44%;

③增加胰岛素用量,即静注普通胰岛素 20U,1 小时后血糖下降不明显者继续增加用量。应用抗原性小的人胰岛素、单组分胰岛素或胰岛素类似物;

④必要时短期应用甲泼尼龙或免疫抑制药,常在 1~2 周见效。

21. 您知道胰岛素用量的计算方法吗?

经饮食控制和适当运动后,根据血糖监测结果,估算短效胰岛素初始用量:

①按空腹血糖估算胰岛素量:日胰岛素量(U)=[空腹血糖(mg/dl)–100]×10×体重(kg)×0.6÷1000÷2。(注:100 为血糖正常值;×10 换算每升体液中高于正常血糖量;×0.6 是全身体液量为 60%;÷1000 是将血糖 mg 换算为 g;÷2 是 2g 血糖用 1U 胰岛素。给予所得胰岛素量的 1/2~1/3。);

②计算 24 小时尿糖排出量估算胰岛素量:留取 24 小时尿液量(ml),测出 1ml 尿糖含量(g),计算尿糖排出总量,每 2g 尿糖予胰岛素 1U;

③根据病情及体重计算胰岛素量:重症患者 0.5~0.8U/kg;轻症患者 0.4~0.5U/kg;严重应激状态患者≤1.0U/kg;

④按 4 次尿糖计算胰岛素量:肾糖阈正常且无尿潴留及蛋白尿者,餐前测定尿糖,每一个 "+" 予胰岛素 4U。如早餐前尿糖(+++),皮下注射胰岛素 12U;

⑤综合估算胰岛素量:将计算出胰岛素量,以早餐前 > 晚餐前 > 午餐用量分配,餐前 15~30 分钟注射。严密监测血糖变化,根据情况调整餐前用量。

22. 怎样调整三餐前胰岛素用量？

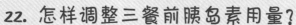 在无血糖监测条件时，根据胰岛素治疗后下次餐前尿糖结果调整。治疗24~48小时后，再根据患者症状及尿糖调整：

①根据午餐前尿糖计算早餐前胰岛素用量；

②根据晚餐前尿糖计算午餐前胰岛素用量；

③根据睡前或次日晨尿糖计算晚餐前胰岛素用量。

根据餐前血糖浓度监测结果调整胰岛素用量：

①血糖 <2.8mmol/L（50mg/dl），餐前胰岛素减少 2~3U；

②血糖 2.8~3.9mmol/L（50~70mg/dl），餐前胰岛素减少 1~2U；

③血糖 3.9~7.2mmol/L（70~130mg/dl），餐前胰岛素维持原剂量；

④血糖 7.2~8.3mmol/L（130~150mg/dl），餐前胰岛素加 1U；

⑤血糖 8.3~11.1mmol/L（150~200mg/dl），餐前胰岛素加 2U；

⑥血糖 11.1~13.9mmol/L（200~250mg/dl），餐前胰岛素加 3U；

⑦血糖 13.9~16.6mmol/L（250~300mg/dl），餐前胰岛素加 4~6U。

23. 什么是小剂量胰岛素疗法？

大剂量胰岛素疗法能有效地降低血糖和改善酮症酸中毒，但可引起低血钾、低血糖等。1972 年，桑科松等首次提出小剂量胰岛素持续静脉滴注疗法治疗糖尿病性昏迷,方法简便、安全、有效。小剂量胰岛素疗法即指每小时静脉给予 0.1U/kg 胰岛素,维持血清胰岛素浓度于 100~200μU/ml,以达到抑制脂肪分解、酮体生成和有效降低血糖作用。持续静脉滴注小剂量胰岛素治疗糖尿病酮症酸中毒患者不仅疗效较好,而且很少发生低血糖、低钾血和脑水肿等。

24. 什么是胰岛素强化治疗?

1993 年 6 月,美国糖尿病学会在公布北美"糖尿病控制与并发症试验"临床研究报告中首先提出胰岛素强化治疗概念。胰岛素强化治疗是通过加强胰岛素治疗迅速而有效地控制糖尿病患者的高血糖状态,维持血糖在理想浓度,消除高血糖的毒性,保护患者的残存胰岛细胞功能,有效维持血糖正常水平,延缓并发症发生。

早期胰岛素强化治疗是为更好模拟人体生理状态下胰岛素分泌模式,不仅补充基础胰岛素(精蛋白锌胰岛素),也补充餐时胰岛素(超短效胰岛素)。具体方法是应用胰岛素泵持续皮下输注胰岛素或每天增加胰岛素注射次数,也可每天 3 次注射预混人胰岛素类似物或胰岛素与口服降糖药联用强化治疗者。疗程据患者病情而定。

原先对于 2 型糖尿病患者,先予以饮食、运动疗法,无效时继而予口服降糖药和(或)加用胰岛素治疗的糖尿病阶梯式治疗方法,易使血糖浓度波动,常延误病情。

重要提示

胰岛素强化治疗的常见不良反应是低血糖和体重增加。为预防低血糖风险,在胰岛素强化治疗过程中应严密监测血糖。

25. 胰岛素强化治疗适用于哪些糖尿病患者?

胰岛素强化治疗适用于:
①口服降糖药疗效不佳的消瘦型 2 型糖尿病患者;
②新诊断出的严重 2 型糖尿病患者;
③常规治疗不理想的 1 型糖尿病患者;
④糖尿病合并妊娠或妊娠糖尿病患者等。
疗程需根据患者病情而定。

26. 胰岛素强化治疗不适用于哪些糖尿病患者?

强化治疗不适合于儿童或老年 2 型糖尿病患者,前者对低血糖反应不易表达,后者一旦出现低血糖即会造成大脑细胞严重损伤。此外,伴肝、肾或认知功能障碍的 2 型糖尿病患者也不宜应用胰岛素强化治疗,因更易发生严重低血糖。

27. 如何实施胰岛素强化治疗？

通常,胰岛素强化治疗方法有两种:每天多次皮下注射胰岛素或胰岛素泵皮下持续输注胰岛素。

注射模式包括:

①每天三餐前加夜间睡眠前注射 4 次胰岛素;

②每天 3 餐前注射预混胰岛素类似物;

③胰岛素与口服降糖药联合强化治疗。

强化治疗同时,严密监测血糖和四段尿糖,以防发生低血糖。最初,每日三餐前半小时、三餐后 2 小时、夜间睡眠前各监测血糖一次;病情稳定后,每日早餐前半小时、三餐后 2 小时各监测血糖一次。应用胰岛素泵皮下持续输注胰岛素治疗时,可应用 24 小时动态血糖监测辅助调整胰岛素泵注射剂量。

28. 胰岛素强化治疗血糖控制的靶目标是什么？

胰岛素强化治疗在不出现低血糖前提下,使血糖接近正常人,能有效预防和减少糖尿病大血管和微血管病变发生。胰岛素强化治疗血糖控制的靶目标为 3.9~6.7mmol/L 或 02:00~04:00 点血糖 >3.9mmol/L,餐后 2 小时血糖 <10.0mmol/L,糖化血红蛋白 <7.0%。

29. 糖尿病伴肝病患者怎样使用 胰岛素？

1981年，天津医学院崔书章首次提出"肝源性糖尿病"的诊断标准和治疗原则。肝源性糖尿病患者均应采取小剂量短效胰岛素治疗，以防止低血糖；禁用口服降糖药，以防加重肝损伤。应用胰岛素治疗期间，注意加强血糖监测。可喜的是，有些急性肝源性糖尿病患者，随着肝病好转或恢复，糖尿病也可痊愈。

30. 糖尿病伴慢性肾损伤患者怎样 使用胰岛素？

病程较长控制不良的糖尿病患者常伴有肾病、肾功能障碍

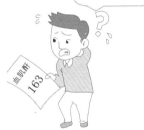

或衰竭。通常，此类糖尿病患者不宜用口服降糖药，需用胰岛素控制血糖。

生理状态下，肾脏是胰岛素灭活和降解的主要场所。肾功能障碍时，胰岛素降解能力降低。此时，应减少胰岛素用量，并应密切观察临床症状和监测血糖，严防低血糖发生。

292

31. 糖尿病患者围手术期怎样使用胰岛素？

糖尿病患者需选择性手术时，应由住院医生将血糖调控在理想范围后再行手术。任何手术应激都会使血糖升高，加重病情。良好的血糖控制不仅能预防术中感染发生，而且有利于伤口愈合和病情恢复，减少并发症。

围手术期的糖尿病患者，都需用胰岛素治疗。口服降糖药者，应于术前72小时改用普通胰岛素治疗。术间，需静脉输注胰岛素，控制血糖在5.0~11.1mmol/L。术后能进食的患者，根据病情重新制定治疗方法。

32. 胰岛素过量有什么表现？

外源性胰岛素过量常会引起严重低血糖，特别是老年、孕妇或伴有肝肾功能障碍者常会致命。

典型胰岛素过量常表现头晕或头昏、心悸、出汗、饥饿感、恶心。有些糖尿病患者出现一过性视力模糊。用量较大，即会发生昏迷或死亡。

因此，对于注射胰岛素

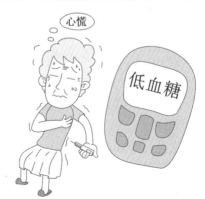

的糖尿病患者遇到上述任何情况,首先要考虑是否有低血糖,并立即给予相应处理。

33. 胰岛素过敏是怎么回事?

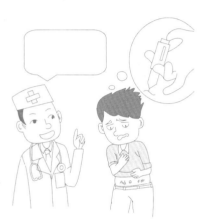

因动物胰岛素具有抗原性,注射后体内易产生抗体而出现胰岛素过敏。通常表现为注射部位瘙痒,继而出现荨麻疹样皮疹,可伴恶心、呕吐、腹泻等胃肠症状,罕见血清病、过敏性休克等严重过敏反应。

目前,临床上应用动物胰岛素的几率越来越小。

34. 您知道胰高血糖素样肽-1 受体激动药的作用吗?

胰高血糖素样肽-1 作为一种肠源性激素在碳水化合物刺激下释放入血,其降糖作用具有葡萄糖浓度依赖性特点,即血糖浓度升高时促使胰岛素分泌降低血糖,对血糖浓度正常者无作用。胰高血糖素样肽-1 受体激动药对 2 型糖尿病患者降糖机制如下:

①促进胰岛素基因转录和胰岛素合成及分泌；

②刺激胰岛β细胞增殖和分化,抑制胰岛β细胞凋亡,增加胰岛β细胞数量；

③作用于胰岛α细胞,抑制胰高血糖素释放；

④作用于胰岛δ细胞促进生长抑素分泌,抑制胰高血糖素分泌；

⑤抑制胃肠道蠕动、胃液分泌及延缓胃内容物排空,降低食欲,减轻体重；

⑥尚能降低血脂和收缩压。

35. 您知道有哪些胰高血糖素样肽-1 受体激动药吗？

胰高血糖素样肽-1 受体激动降糖药分为长效和短效：

①短效胰高血糖素样肽-1 受体激动药有艾塞那肽（百泌达）、利司那肽和利西拉来。短效胰高血糖素样肽-1 受体激动药半衰期较短,胰高血糖素样肽-1 半衰期为 2~4 小时,活性维持 4~6 小时,对餐后高血糖疗效好,降低空腹高血糖浓度和促进空腹胰岛素分泌能力弱；

②长效人胰高血糖素样肽-1 受体激动药有利拉鲁肽（诺和力）、阿必鲁肽、杜拉鲁肽、艾塞那肽缓释型（百达扬）和他司鲁肽等。长效胰高血糖素样肽-1 受体激动药具有空腹血糖控制能力,对餐后血糖降低幅度较短效胰高血糖素样肽-1 受体激动药小。

胰高血糖素样肽-1 受体激动药是目前唯一用于 2 型糖尿病治疗的非胰岛素注射笔给药。

36. 您知道应用胰高血糖素样肽-1 受体激动药的注意事项吗？

在美国临床内分泌学家学会 2013 指南中,胰高血糖素样肽-1 受体激动药被推荐为仅次于二甲双胍的 2 型糖尿病患者选择用药。应用此类降糖药应注意:

①适用于二甲双胍、磺脲类、噻唑烷二酮类治疗无效或二甲双胍与磺脲类、二甲双胍与噻唑烷二酮类联用无效的 2 型糖尿病患者的治疗;

②此类药不能替代胰岛素治疗;

③此类药与磺酰脲类药合用时注意低血糖;

④糖尿病合并严重胃肠道疾病、胰腺炎、严重心肝肾功能不全等患者不宜应用。

十三、降糖药联合应用篇

01. 联合应用降糖药有什么好处？

联合应用作用机制不同的降糖药可作用互补、协同增效,既能降低单药剂量,又能减少不良反应。通常配伍应用两种或三种降糖药,很少联合应用四种降糖药。糖尿病患者应用饮食、运动及一种降糖药疗效不佳时,应在医生指导下尽早联合应用作用机制不同的降糖药治疗,以提高降糖效果。

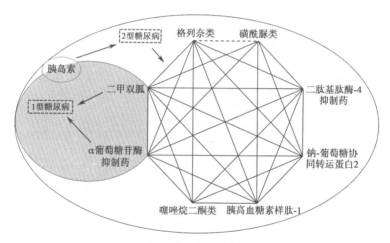

降糖药伍用示意图

注:①深色圆内为 1 型糖尿病用药;②浅色圆内为 2 型糖尿病用药;
③实线示可伍用药,虚线示不可伍用药;④伍用药不宜超过 3 种。

02. 哪些糖尿病患者需联用磺酰脲类降糖药与二甲双胍治疗？

非肥胖型 2 型糖尿病患者应首选磺酰脲类降糖药（如格列本脲、格列吡嗪、格列齐特、瑞格列奈），肥胖型 2 型糖尿病患者应首选二甲双胍。单药不能有效控制患者的高血糖时，即应考虑联用两药治疗。

磺酰脲类降糖药和二甲双胍联用方案很常见，两药联用作用互补，既能降低空腹高血糖，又能降低餐后高血糖，不仅降糖效果好，而且花费较低廉，尚能减少药物不良反应。但两药联用会增加低血糖风险和肾脏负担，老年患者尤需注意。服用时，应注意监测血糖浓度和定期检测肾功能。

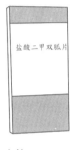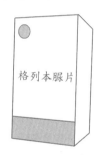

03. 哪些糖尿病患者需联用磺酰脲类降糖药与噻唑烷二酮类药治疗？

伴有高胰岛素血症的 2 型糖尿病患者经饮食控制、运动和应用最大推荐剂量磺酰脲类降糖药（如格列齐特、格列美脲等）疗效不佳时，联用噻唑烷二酮类药（如罗格列酮、吡格列酮等）可减少胰岛素抵抗和磺酰脲类降糖药继发性失效发生，有助于有效控制高血糖浓度。但不适用于胰岛细胞衰竭的糖尿病患者。联合用药时应注意发生低血糖,此时应减少磺酰脲类降糖药剂量。

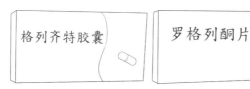

04. 哪些糖尿病患者需联用磺酰脲类降糖药与 α 葡萄糖苷酶抑制药?

单用磺酰脲类降糖药不能有效控制 2 型糖尿病患者餐后高血糖时,可联用 α 葡萄糖苷酶抑制药治疗。α 葡萄糖苷酶抑制药能持续抑制餐后高血糖而减少胰岛素用量,同时也能减少联用的磺酰脲类降糖药用量。

磺酰脲类降糖药与 α 葡萄糖苷酶抑制药联用尚可作为盐酸二甲双胍治疗未能得到有效控制的 2 型糖尿病患者的二线用药。单用 α 葡萄糖苷酶抑制药不会引起低血糖反应,与磺酰脲降糖类合用有可能增加低血糖的危险,应注意预防。

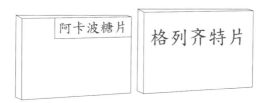

05. 哪些糖尿病患者需联用磺酰脲类降糖药与二肽基肽酶-4抑制药？

此二类药联用适用于经饮食和运动不能控制的 2 型糖尿病患者。单独应用或与磺酰脲类降糖药联用对 2 型糖尿病有较好疗效。

研究显示,应用磺酰脲类降糖药治疗的 2 型糖尿病患者中联用二肽基肽酶-4 抑制药会使低血糖风险升高 50%。因此,两药联用时需减少磺酰脲类降糖药用量,严密监测血糖浓度,注意低血糖发生。

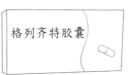

格列齐特胶囊

磷酸西格列汀片

06. 2 型糖尿病患者能联用磺酰脲类降糖药与格列奈类降糖药吗？

两者都是通过刺激胰岛素分泌来控制血糖,不宜联用。磺酰脲类降糖药能有效降低空腹高血糖。格列奈类药主要控制餐后高血糖,起效快、降糖作用强,与磺酰脲类降糖药联用容易导致低血糖。

格列美脲片

瑞格列奈片

07. 格列奈类可与哪些降糖药联用 治疗相关糖尿病？

格列奈类与磺酰脲类降糖药作用机制相似,因此格列奈类与磺酰脲类降糖药一样可分别与二甲双胍、噻唑烷二酮类药、α葡萄糖苷酶抑制药、二肽基肽酶-4抑制药、胰岛素降糖药联用治疗相关糖尿病。如格列奈类与双胍类降糖药联用适用于经合理饮食及运动后仍不能有效控制血糖的肥胖与非肥胖型2型糖尿病、单用格列奈类或二甲双胍治疗无效的患者。联用后作用互补,降糖疗效更佳。

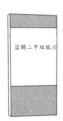

08. 哪些糖尿病患者需联用二甲 双胍与噻唑烷二酮类药？

对服用最大推荐剂量的二甲双胍治疗血糖仍不能理想控制的肥胖型2型糖尿病患者,可联合应用罗格列酮或吡格列酮。两者联合还能用于伴有高血压、高脂血症和高胰岛素血症的2型糖尿病患者。联用既不增加体重,尚能降低心血管疾病发病风险。

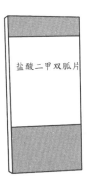

09. 哪些糖尿病患者需联用二甲双胍与 α 葡萄糖苷酶抑制药？

二甲双胍与 α 葡萄糖苷酶抑制药（如阿卡波糖）联用适用于超重（或肥胖）的糖尿病患者。2 型肥胖型糖尿病患者常因食欲较好不易控制体重，发生胰岛素抵抗。联用二甲双胍与阿卡波糖可控制食欲、减轻体重、逆转胰岛素抵抗和降低血糖浓度。二甲双胍能增加胰岛素受体数目、提高胰岛素敏感性和降低胰岛素抵抗，除降糖作用外，还能减轻体重。

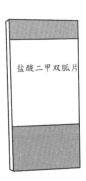

二甲双胍降低空腹高血糖效果好,为首选降糖药,对餐后高血糖作用差。阿卡波糖降低餐后高血糖。二者联用能提高外周组织对胰岛素敏感性,协同降低 2 型糖尿病患者空腹及餐后高血糖,且不会产生低血糖,尚能改善患者血脂代谢异常。但二者联用有可能增加恶心、腹部不适等不良反应。

10. 哪些糖尿病患者需联用二甲双胍与二肽基肽酶 -4 抑制药?

二甲双胍与二肽基肽酶 -4 抑制药(如西格列汀或沙格列汀)联用适用于单药疗效不佳及容易发生低血糖的超重(或肥胖)型 2 型糖尿病患者。

二甲双胍与二肽基肽酶 -4 抑制药联用非常合理。二肽基肽酶 -4 抑制药为葡萄糖依赖性促胰岛素合成和分泌,降低胰高糖素分泌,有效降低血糖,而二甲双胍能提高胰岛素敏感性。两药联合应用不仅具有良好降糖效果,并且不增加体重和引起低血糖,安全性高。

目前已经有二甲双胍 + 二肽基肽酶 -4 抑制药的复合制剂,一天 1 片,服用方便,性价比高,可提高治疗依从性,促进良好的血糖控制,改善长期预后。

沙格列汀二甲双胍缓释片

11. 胰岛素与哪些降糖药联用治疗 1型糖尿病？

胰岛素只能与二甲双胍或 α 葡萄糖苷酶抑制药联用治疗食欲尚好的非营养不良的 1 型糖尿病患者。联用有利于降低食欲，减少胰岛素用量和控制高血糖浓度。

12. 胰岛素与噻唑烷二酮类药联用治疗哪种糖尿病？

胰岛素与噻唑烷二酮类药联用适用于伴高胰岛素血症的食欲减低的非肥胖型或营养不良的 2 型糖尿病。

13. 哪些糖尿病患者需联用胰岛素与磺酰脲类降糖药治疗？

磺酰脲类降糖药与胰岛素联用适用于继发性磺酰脲类降糖药失效的非肥胖型 2 型糖尿病患者。两者联用可弥补患者内源性胰岛素分泌不足。

目前糖尿病治疗共识推荐：白天口服磺酰脲类降糖药，睡前注射一次中效或长效胰岛素。例如，甘精胰岛素联用格列齐特缓释片治疗磺酰脲类降糖药继发性失效的 2 型糖尿病

> 甘精胰岛素注射液

患者的方案安全有效,简便易行,但易发生低血糖。

研究表明:不同磺酰脲类降糖药联合胰岛素治疗组较二甲双胍联合胰岛素治疗组病死率增加。因此,两药联用并非糖尿病患者常用治疗方案。

14. 胰岛素能与格列奈类降糖药联用吗?

胰岛素与格列奈类降糖药联用适用于 2 型糖尿病患者单药治疗空腹血糖不达标及老年、轻中度肾功能不全者。格列奈类降糖药能补充第一时相胰岛素分泌,控制餐后血糖,两者联合能减少血糖波动,提高血糖控制率。

格列齐特片

胰岛素与格列奈类降糖药联用低血糖发生率高于胰岛素与二甲双胍或 α 葡萄糖苷酶抑制药联用的低血糖发生率。

15. 胰岛素能与二肽基肽酶-4 抑制药联用吗?

两药能够联用。联用适用于:

①老年 2 型糖尿病患者;

②伴有肝、肾功能不全的 2 型糖尿病患者;

③应用两种或以上口服降糖药治疗血糖浓度仍不能达标的 2 型糖尿病患者。

16. 哪些糖尿病患者需联用三种降糖药治疗？

非营养不良的 2 型糖尿病患者应用两种降糖药治疗仍不能有效控制血糖时,可加用降糖机制不同的第三种降糖药,例如联用二甲双胍与磺酰脲类降糖药(格列本脲)疗效不佳时,可加用第三种口服或注射类降糖药,如阿卡波糖、达格列净、西格列汀或胰岛素等。

十四、中药治疗篇

01. 中医是怎样认识糖尿病的?

　　在中医文献中,糖尿病属于"消渴病"范畴。中医认为,消渴病因先天禀赋不足、饮食不节、劳逸失度、内伤七情等耗伤肺胃肾之阴引起阴虚、燥热而致消渴病。发病机制为阴虚亏损与燥热偏胜,阴虚为本,燥热为标,两者互相影响,互为因果。肾水虚竭,上不能济心火而烁肺,发为上消;中不能润泽脾胃,成为中消;下则肾火自亢,灼烁阴液,必为下消。

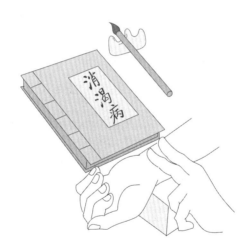

02. 哪些中药有助于降血糖?

　　在长期临床实践中,中医药在治疗消渴病方面发现许多有效中草药,积累了丰富有效的疗法。如中药山茱萸、玉竹、生地、知母、荔枝核、青果、石斛、肉苁蓉、益智仁、沙苑子、补骨脂、鹿茸、海南陈、枸杞子、蜂胶、茯苓、怀山药、桑椹、苦瓜、山萸肉、桑叶、桑白皮、菟丝子、人参、玄参、丹参、仙鹤草、地骨皮、花粉、肉桂、田三七、葛根等单独服用,有助于调节血糖,长期服用能保护

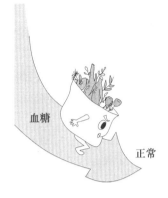

血糖

正常

胰岛功能,防止糖尿病并发症,尚可提高机体自身免疫功能,延长寿命,不良反应少。很多单味中药调节血糖的作用具有个体差异。

03. 中药降糖的机制是什么？

中药是"绿色"降糖药。有些中药在调节血糖同时,还有其他有益于糖尿病患者的作用:

①黄芪有双向血糖调节作用,它不仅能降低高血糖,而且对于低血糖患者也有升糖作用。临床上常用黄芪配合生地、玄参、麦冬等治疗糖尿病;

②黄连素有降低 2 型糖尿病患者空腹血糖作用,而且能预防糖尿病伴有高血压患者血栓形成。黄连素降糖作用与脂肪消耗增加、降低体重和改善葡萄糖耐量有关。黄连素被人体吸收,加服谷维素可促进其吸收,有效提高黄连素血药浓度。但长期应用黄连素应注意其不良反应(横纹肌溶解、乳酸酸中毒及 B

族维生素缺乏等);

③生地、熟地或生地伍用天冬、枸杞子等能调节血糖和血脂;

④杜仲用于糖尿病合并高血压患者治疗;

⑤鬼箭羽能促使胰岛 β 细胞增生降低血糖,但可增加体重;

⑥麦冬能促使胰岛 β 细胞恢复,降低血糖。

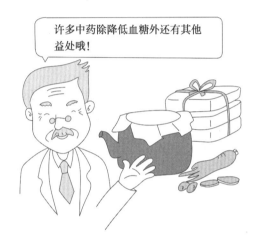

许多中药除降低血糖外还有其他益处哦!

04. 糖尿病的中医分型有几种?

目前,中医对糖尿病辨证分型也尚无统一标准。中国中医研究院广安门医院将糖尿病分为:阴虚热盛型,气阴两虚型,阴阳两虚型。

北京协和医院将糖尿病分为:阴虚型,阴虚火旺型,气阴两虚型,气阴两虚火旺型,阴阳两虚型,阴阳两虚火旺型,血瘀型。

05. 糖尿病中医分型相关临床表现是什么？

糖尿病中医分型的相关表现如下：

①阴虚热盛型患者表现为烦渴多饮、易饥多食、尿频量多及尿黄，便秘；

②气阴两虚型患者表现多饮、多尿、多食不明显，口干咽燥，神疲乏力，气短，腰膝酸软，大便干结，常伴有心悸自汗，或眩晕耳鸣，或肢体麻痛，或视物模糊，舌体胖或有齿印，舌苔白，脉沉细；

③阴阳两虚型患者表现腰膝酸软、气短乏力、口干饮水不多，畏寒肢冷，颜面或下肢水肿，食欲减退，大便溏泄或便秘交替，小便混浊如膏，面色苍黄晦暗，阳痿，舌淡暗、苔白而干，脉沉细无力。

06. 糖尿病分型与相关治疗方剂有哪些？

轻型 2 型糖尿病患者在饮食及运动治疗基础上，加用中药方剂辅助治疗有益于缓解病情。糖尿病急性并发症患者必须西医治疗。糖尿病中医分型的相关方剂：

①阴虚热盛型糖尿病患者：应用麦门冬汤，麦冬、黄连、干冬瓜各 30 克，水煎服；

②气阴两虚型糖尿病患者：应用二冬汤，天冬 6 克、麦冬各 6 克，花粉、黄芩、知母、荷叶各 3 克，人参 1.5 克、甘草各 1.5 克，

水煎服,每日 1 剂;

③阴阳两虚型糖尿病患者:应用引龙汤,玄参 90 克,肉桂 9 克,山萸肉 12 克,麦冬 30 克,北五味 3 克。水煎服,每日 1 剂。

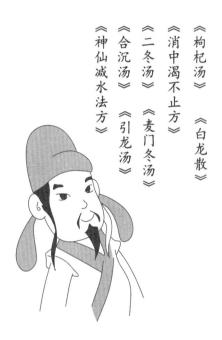

《枸杞汤》 《白龙散》

《消中渴不止方》

《二冬汤》 《麦门冬汤》

《合沉汤》 《引龙汤》

《神仙减水法方》

07. 治疗糖尿病肠病患者的药膳有哪些?

● 对于大便干结或泄泻与便秘交替、口干咽燥、食欲减退、腰膝酸软糖尿病患者,予以"三七山药粥",即将三七 5 克,生山药 60 克、粳米 60 克、酥油适量,粳米加水如常法煮粥。山药去皮为糊后用酥油炒,冷凝,用匙揉碎,放入粥内拌匀,可作早点食用。

● 对于大便干结,多食易饥,口干多饮,心烦易怒,尿色混黄,舌红少津,舌苔黄燥的糖尿病患者,予以"葛根粉粥",即葛根 30 克、粳米 50 克。将葛根切片,水磨澄取淀粉,粳米浸泡一宿,与葛根粉同入砂锅内,加水 500ml,文火煮至粥稠服用。葛根有降血糖作用,并能扩张心脑血管和降血压。

08. 甜叶菊对糖尿病患者有益吗?

1969 年,日本的住田哲也教授在巴西山区发现一种很甜的菊科植物甜叶菊。它是生长在南美洲巴拉圭和巴西原始森林小山坡杂草丛中的一种多年生草本植物,叶子含丰富的甜叶菊苷,提纯的甜叶菊苷甜度是蔗糖的 200~300 倍,热量仅为蔗糖的 1/300。摘一片叶子放在嘴里嚼一嚼,就像一口清香白糖。

甜叶菊煮水喝,有治疗肥胖病、高血压、糖尿病、降低胆固醇和甘油三酯、促进新陈代谢、强壮身体功效,消除疲劳、缓解口干口渴作用,对胃炎、胃酸过多、口腔疾病等有一定辅助治疗作用。

甜叶菊无致癌物及毒副作用,食用安全。我国于 20 世纪 80 年代初引进种植,现在已有 23 个省种植。栽一次可以活好几年,夏天开出一丛丛小白花,有股淡雅香气,是一种可替代蔗糖的理想调味品。

09. 您知道中药肉桂的降糖作用吗？

中国科学院上海生命科学研究院的秦莹博士发明研制的"健谊牌肉桂片"是治疗糖尿病患者的又一良药，连续服用能有效降低血糖改善糖耐量损伤。

2013 年 10 月 28 日，国家自然科学基金会重点科研成果鉴定会在北京召开，专题研讨秦博士发明的肉桂应用技术 - 全效化糖方。经临床百万糖尿病患者应用，疗效肯定。

十五、手术治疗篇

01. 您知道糖尿病患者的手术治疗吗？

糖尿病患者手术治疗包括胰腺或胰岛移植、代谢手术及糖尿病并发症需要手术治疗者。

🔍 1894 年,英国医师威廉斯在羊体内行胰岛细胞移植治疗糖尿病,开创了胰岛移植的先河。

🔍 1966 年 12 月 7 日,美国明尼苏达州立大学首次进行胰腺移植。

🔍 1967 年,凯利首次将同种异体胰岛移植用于 1 型糖尿病患者治疗。

🔍 1989 年,我国同济医科大学器官移植所开展首例胰肾联合移植术。

🔍 2003 年,南京军区总医院联合上海市第一人民医院成功完成亚洲首例胰岛移植术。

🔍 2003 年,朱里奥等首次采用自体骨髓造血干细胞移植治疗 1 型糖尿病患者。

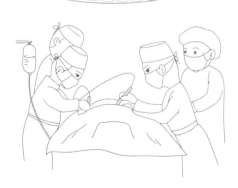

🔍 目前,干细胞移植治疗尚处于临床研究阶段,有望成为糖尿病治疗的理想方法。

02. 哪些糖尿病患者需手术治疗？

🔍 20世纪50年代，美国沃尔特·波利医生意外发现，肥胖型糖尿病患者经减重手术后，随着体重指数、血压和血脂明显改善，血糖及病情明显缓解。减重手术疗效甚至优于降糖药，有些患者病情可完全缓解。

🔍 2009年，美国糖尿病学会《糖尿病诊疗指南》首次将减重手术纳入糖尿病患者治疗方法。

🔍 2011年，国际糖尿病联盟将减重手术作为肥胖型糖尿病患者的治疗措施之一。《中国2型糖尿病防治指南（2017年版）》指出，体重指数≥32.5kg/m² 的18~60岁2型糖尿病患者，经生活方式干预和降糖药物治疗难以控制，一般状况较好者，可行代谢手术。

03. 什么是糖尿病代谢手术治疗？

代谢手术包括腹腔镜下可调式胃束带手术、腹腔镜下袖套式胃切除术、腹腔镜Roux-en-Y胃旁路术及十二指肠转位或非十二指肠转位胆胰分流术。通过手术来缩小胃容积或改变消化道走向，减少食物消化吸收，达到减轻体重目的。

我国胃肠外科和代谢内分泌界共同制定了糖尿病手术治疗的专家共识—《手术治疗糖尿病专家共识（2011年版）》。

对于肥胖型 2 型糖尿病患者,减重手术能缓解病情。国外报道,肥胖型糖尿病患者经不同代谢手术治疗后,48%~98% 患者术后血糖得到控制。代谢手术治疗已成为继生活方式干预、药物治疗等措施后控制糖尿病的重要手段。但代谢手术有一定风险,尚需进一步研究其治疗机制及疗效。

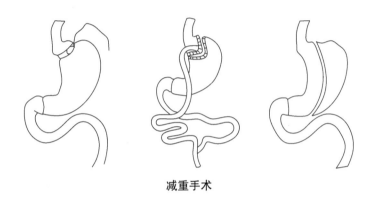

减重手术

04. 哪些糖尿病患者可进行胰岛细胞移植？

胰岛细胞移植适用于 1 型糖尿病患者,通常由供者胰腺获取胰岛,经门静脉将胰岛细胞植入肝脏内,胰岛细胞移植后患者可部分或完全撤除胰岛素治疗。但无论是否完全撤除胰岛素,胰岛细胞移植后均有利于糖尿病治疗。

胰岛细胞移植手术便捷,应用较广,获取足量优质的成人胰岛细胞是移植成功的基础。移植术后免疫抑制药的治疗是手术成功的关键,但供体短缺是难以解决的问题。

05. 哪些糖尿病患者可进行胰腺移植？

胰腺移植是唯一不用于挽救生命,而用于需终生胰岛素治疗的糖尿病患者的一种有效治疗措施。常用于严重1型糖尿病合并终末期肾病患者。根据是否合并肾移植,分为胰肾联合移植、肾移植后胰腺移植和单独胰腺移植3类。通常,根据胰腺移植术后是否需用胰岛素维持正常血糖浓度来评价手术是否成功。

近10年来,由于免疫抑制药应用,胰腺移植成功率由40%增至约80%,甚至超过85%。因胰腺供体来源困难及术后严重并发症等问题一直困扰着胰腺移植开展。

十六、糖尿病患者常关心的问题

01. 糖尿病对身体有什么危害呢?

　　许多糖尿病患者发病初期无明显不适,能吃能喝,也不影响工作和学习。有些患者是在健康查体时才发现的。因此,对糖尿病的危害性认识不足,不能积极配合医生治疗,这是非常有害的。

　　理论上,患了糖尿病能使人平均减寿 8 年。无论 1 型糖尿病或 2 型糖尿病,对人类健康最大的危害是它的各种急和慢性并发症。急性并发症(糖尿病酮症酸中毒、高渗高血糖非酮症综合征及低血糖)发现和处理不及时会导致死亡;慢性并发症,如糖尿病心脏病、糖尿病脑血管病、糖尿病肾病、糖尿病视网膜病变、糖尿病肢端坏疽及糖尿病神经病变等可导致终身残疾。

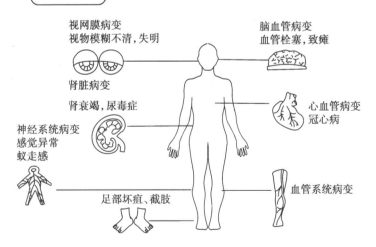

糖尿病危害

视网膜病变
视物模糊不清,失明

脑血管病变
血管栓塞,致瘫

肾脏病变
肾衰竭,尿毒症

心血管病变
冠心病

神经系统病变
感觉异常
蚁走感

足部坏疽、截肢

血管系统病变

糖尿病患者较非糖尿病者心血管疾病发病率和病死率高2~4倍,糖尿病肾衰竭较非糖尿病者高17倍,糖尿病所致失明几率较普通人群高10~25倍,糖尿病坏疽和截肢几率较普通人高20倍。上述糖尿病慢性并发症是不可逆的,患病后可致死或致残。

02. 患了糖尿病能治愈吗?

患了糖尿病即不能治愈。如果是轻型患者,有的患者通过饮食和运动疗法可使病情缓解。较严重的患者,通过口服降糖药或终生胰岛素治疗也可使血糖浓度控制在理想范围。如果糖尿病发现较晚,发生许多并发症,那治疗起来可就更困难啦!

03. 患了糖尿病还能长寿吗?

世界上第一位应用胰岛素治疗的英国糖尿病患者特德·莱德(Ted Leder)活到了76岁,明显高于当时英国人的平均寿命!在目前的医疗和生活条件下,只要按照医生指导治疗,活到90多岁的糖尿病患者已屡见不鲜。

《实用糖尿病学》中记载两个病例,一名女性患者活到92岁,一名男性患者活到99岁。《人生百岁不是梦》中记载,有的糖尿病患者能活到百余岁。美国1300万糖尿病患者中,30%活到了 80 岁以上。世界上最长寿的糖尿病患者是 106 岁。澳大利亚演员弗雷德·科比特（Fred Corbett）1924 年诊断糖尿病后，长期胰岛素治疗，已达 88 岁高龄；肯尼思·赫勒尔德（Kenneth Herrald）于 1927 年诊断出糖尿病即注射胰岛素治疗，82 岁时还很健康。

目前，中国 1 型糖尿病患者平均寿命约为 60 岁，是普通人群平均寿命的 80%；2 型糖尿病患者平均寿命约为 70 岁，是普通人群平均寿命的 90%。

从上述资料看，患了糖尿病，只要治疗得当，还是能长寿的。威胁糖尿病患者寿命的不是糖尿病本身，而是糖尿病并发症。

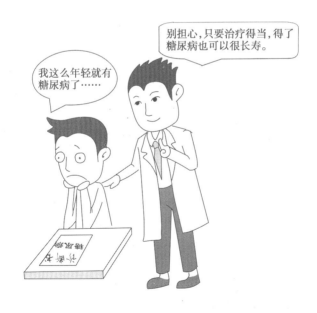

04. 2型糖尿病的控制目标是什么？

2型糖尿病患者应知道自己的血糖应控制到什么程度，对所用降糖治疗心中有数，这样才不会发生低血糖。

①空腹血糖：4.4~7.0mmol/L；

②非空腹血糖不应超过 10.0mmol/L；

③对大多数非妊娠2型糖尿病患者，糖化血红蛋白控制目标为 <7.0%；

④对病程较长、有严重低血糖史、显著微血管及大血管并发症或严重合并症的老年糖尿病患者，可相对放宽血糖化血红蛋白控制目标；

⑤对病程较短、无并发症及合并症的糖尿病患者，血糖化血红蛋白控制目标 <6.5%。

05. 什么是糖尿病患者的全面达标？

所谓糖尿病患者控制全面达标的四个实验室标准是空腹血糖、餐后2小时血糖、随机血糖及糖化血红蛋白在正常范围，即空腹血糖≤7.0mmol/L 或餐后2小时血糖≤11.1mmol/L，随机血糖≤11.1mmol/L 及糖化血红蛋白 <7.0%。上述四个指标缺一不可。

空腹和餐后2小时血糖达标是短期缓解指标，糖化血红蛋白监测是了解血糖长时间达标的指征。

06. 血糖控制目标为什么因人而异？

不同糖尿病患者群，血糖控制水平略有差别。

● 儿童处于生长发育期，低血糖发生风险较高，需适当放宽目标；

● 病程短的中青年糖尿病患者，严格控制血糖可延迟并发症发生，且不易发生低血糖；

● 老年糖尿病患者常合并心脑血管疾病，对低血糖耐受力较差且不易觉察，发生低血糖很可能引起终生残疾，一次严重低血糖可能会抵消终生控制血糖所带来的益处；

● 糖尿病孕妇血糖浓度改变会波及母体和胎儿，血糖浓度过低会影响胎儿生长发育和脑损害。

07. 有无代替皮下注射胰岛素的 新型胰岛素制剂吗？

长期注射胰岛素的患者痛苦难堪，令人难以接受，患者很想应用无需注射的胰岛素制剂。

开辟胰岛素应用新途径是应用胰岛素患者期望已久的。目前有以下几种胰岛素的应用途径：

①胰岛素滴眼液：是通过结膜毛细血管吸收入血，以达到降低血糖浓度目的。胰岛素滴眼液动物实验已获成功，正行临床试用；

②胰岛素滴鼻液：是通过鼻黏膜毛细血管将胰岛素吸收入

血而发挥作用。反复鼻黏膜滴入，有可能发生鼻黏膜水肿，出现鼻塞而影响药物应用；

③胰岛素喷雾剂：是通过呼吸道黏膜或肺泡黏膜吸收入血产生作用，动物试验有较好疗效；

④直肠胰岛素栓剂；

⑤口服胰岛素制剂：是最理想的途径。但因胰岛素为蛋白质，口服后易被胃蛋白酶、肠内胰蛋白酶、糜蛋白酶和羧肽酶破坏失效，回肠内上述蛋白酶浓度能降低至 1/3，是口服胰岛素吸收的理想部位。如果制成含有胰岛素制剂能不在胃及小肠内破坏，而通过大肠黏膜吸收入血发挥疗效。动物实验正在进一步解决如何让胰岛素吸收速度与血糖浓度变化同步。

世界口服糖尿病药研发先驱企业——以色列 Oramed 制药公司，近日公布其主导研发的口服胰岛素胶囊 ORMD-0801 治疗 2 型糖尿病患者疗效优异。他们进行的Ⅱa 和Ⅱb 期试验均在美国食品和药品管理局（FDA）监测下进行，已有 500 位受试者使用口服胰岛素胶囊。尚未观察到任何不良反应。相信，口服胰岛素有可能成为现实。

08. 有控制糖尿病的长效制剂吗？

美国杜克大学研究者克利·卢京比尔（Kelli Lugingbuh）在英国《自然·生物医学工程》杂志上发表文章称，经过灵长目动物实验研究发现：有种能控制 2 型糖尿病患者血糖的注射剂，注射后在体温作用下可变成释放缓慢的可溶性凝胶，其降糖作用时间较现在的药效长 3 倍。以后 2 型糖尿病治疗有望实现 2

周或 1 个月注射一次的愿望,可为患者减少注射次数多带来的痛苦。

09. 糖尿病患者需常规服用维生素 D 吗?

成年人维生素 D 缺乏可引起骨量减少和骨质疏松等,跌倒发生骨折的风险性高。2 型糖尿病患者维生素 D 缺乏的发生率高达 30%。2 型糖尿病患者骨折风险较正常人高。

有条件者,对于 65 岁以上女性和 70 岁以上男性的 1 型和 2 型糖尿病患者应常规筛查骨骼矿物质密度和(或)维生素 D 浓度。

国外研究报道,体内维生素 D 不足或缺乏于糖尿病发病有关。应根据情况适当补充钙和维生素 D,特别是肥胖型 2 型糖尿病患者长期应用维生素 D 能缓解病情及降低并发症发生率。

10. 哪些糖尿病患者不能停用胰岛素治疗?

胰岛素治疗会给糖尿病患者带来许多不便和麻烦,有些患者感觉病情好转即要试图停用胰岛素,这是很危险的。以下几种患者是不能停用胰岛素治疗的:

①1 型糖尿病需要终生应用胰岛素治疗;

②每日胰岛素用量在 30U 以上者;

③血糖波动较大的 2 型糖尿病;

④曾用过多种口服降糖药疗效不佳者；

⑤合并严重慢性并发症如肾病、肝硬化及心脑血管疾病等患者。

应用胰岛素治疗的2型糖尿病患者想将胰岛素改为口服药时，必须要经医生检查决定，绝不能自己随意停用胰岛素而换用口服降糖药。

11. 怎样保护糖尿病患者胰岛细胞功能呢？

糖尿病是因β细胞破坏胰岛素缺乏或功能丧失所致。1型糖尿病患者β细胞全部破坏大约需要3年，2型糖尿病患者β细胞全部丧失大约需要10年。保护和恢复胰岛β细胞功能的措施就是应用胰岛素等方法纠正高血糖，β细胞经过2周左右即能恢复功能。

对于糖尿病患者，关键问题就是早发现早治疗，维持血糖正常浓度才能保护胰岛细胞功能。

12. 糖尿病患者能进行预防接种吗？

糖尿病患者抵抗力降低，特别是细胞免疫功能降低更为明显，是罹患流感、肺炎、结核和肝炎等的高危人群。预防接种有助于减少糖尿病患者相关感染发病率。因此，糖尿病患者在积极控制血糖的前提下可以根据自己的情况预防接种流感、肺

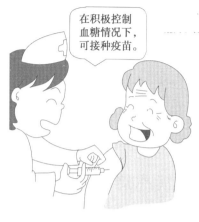

在积极控制血糖情况下，可接种疫苗。

炎、结核和肝炎疫苗等。

美国和西班牙对于糖尿病患者流感疫苗预防接种率分别为 49% 和 65%。乙肝疫苗接种后，产生表面抗体后免疫保护至少 12 年。对于高龄、肥胖、吸烟或免疫抑制等患者接种后，表面抗体产生概率和维持时间将会明显缩短。我国尚待对糖尿患者群的预防接种问题进行进一步观察和研究。

13. 糖尿病患者能喝酒吗？

糖尿病患者不宜饮酒，但不是禁酒。

🌸 适量饮酒时要注意以下几方面：

①要严格限量。每次饮酒量啤酒少于 350ml，或葡萄酒 100ml，或低度白酒 45ml（约含酒精 15 克），每周饮酒不宜超过两次；

②尽量选择低度酒，如葡萄酒、啤酒等；

③不能空腹饮酒，空腹饮酒有可能导致低血糖；

④饮酒前应保证每日热量摄入及各种营养成分比例相对恒定；

⑤酒后勿用镇静或安眠药，以防延误低血糖诊断；

⑥应用胰岛素者饮酒易发生低血糖。

❀ 有下列情况者禁忌饮酒：

①有严重糖尿病急、慢性并发症者；

②血糖有波动或经常发生低血糖者；

③有脂肪肝或肝功异常者；

④高脂血症者；

⑤高尿酸血症者。

总之,糖尿病患者饮酒弊多利少,有时还会酿成意外事故。为了您的健康长寿,酒还是以不喝为好。

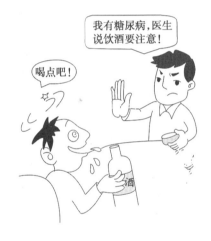

14. 烟酒会影响胰岛素的降糖作用吗?

烟草中含有的尼古丁能收缩外周血管,可减少皮下注射的胰岛素吸收,产生胰岛素抵抗。吸烟能增加胰岛素需要量。戒烟后,应注意监测血糖,调整胰岛素用量。

长期大量饮酒可减少饮食摄入,减少肝糖原储备,减少胰岛素用量。因此,长期大量吸烟和饮酒者,应注意监测和调整胰岛素用量。

15. 糖尿病患者能喝茶吗?

糖尿病患者能喝茶,只是合并缺铁性贫血、心脏病、溃疡病、便秘或神经衰弱等患者勿用。

在我国,饮茶是传统饮食文化,源远流长。茶叶中含 350 多种化学物质。茶叶中的茶多酚抗氧化性明显优于维生素 E,还能促进人体维生素 C 吸收;其含有的人体必需微量元素有防病治病等作用。

● 发酵茶(红茶、黄茶)有降脂、降压、降糖等功效。

● 未发酵茶(绿茶)较多保留茶叶内具有消炎、杀菌、抗衰老等功效的天然物质,其中茶多酚、茶多糖、茶多素等能缓解肠内糖类吸收,抑制餐后血糖迅速升高,降血糖作用,对糖尿病及动脉硬化具有防治作用,尚有抗氧化性能。

● 红茶含有的多酚类物质能促进人体产生胰岛素,辅助控制血糖浓度。

● 石榴茶含丰富黄酮苷类及铬物质,能提高胰岛素敏感性,降低胰岛素抵抗,降糖、降脂和降压,对 2 型糖尿病患者有益。

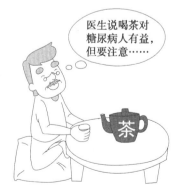

医生说喝茶对糖尿病人有益,但要注意……

16. 糖尿病患者能喝咖啡吗？

咖啡是世界三大饮品之一,口感香醇,是不少国家的人们所喜爱的饮品。丹麦一项研究表明,饮用咖啡能减少肠道葡萄糖的吸收率,降低患 2 型糖尿病的风险,这可能与咖啡中的咖啡醇和咖啡酸有关。这两种化合物能刺激胰腺胰岛 β 细胞胰岛素分泌,咖啡醇还能促进肌细胞将葡萄糖转化为糖原。

糖尿病患者喝适量的咖啡是可以的,但不能随意乱喝。建议糖尿病患者饮用碳水化合物含量较低的黑咖啡。是否加用咖啡伴侣和蔗糖,需根据病情决定。合并高血压的糖尿病患者对咖啡因较为敏感,就不宜饮啦。早晨或两餐之间喝咖啡较好,餐后喝咖啡易引起高血糖。

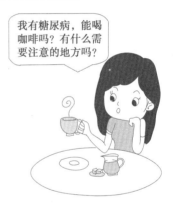

我有糖尿病，能喝咖啡吗？有什么需要注意的地方吗？

17. 糖尿病患者睡眠应注意什么？

充分睡眠有助于稳定病情。为更好保证睡眠,应注意以下几方面：

①白天适当运动,选择适宜于自己的运动方式(快走、慢跑)有助于夜间睡眠；

②晚餐食物要清淡，不宜多食；

③睡前避免饮茶或咖啡等，不宜看刺激性的电视和书；

④养成睡前温水泡脚和按时睡眠习惯；

⑤注意睡觉姿势，采取右侧卧位，这样心脏不受压，还有利于正常消化功能；

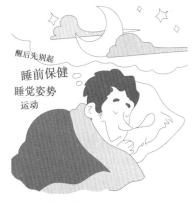

醒后先别起

睡前保健

睡觉姿势

运动

⑥夜间醒后不要突然坐起或站起，特别是老年糖尿病患者容易发生直立性低血压，晕厥致摔伤。醒后喝一杯温开水，应先在床上继续躺数分钟再慢慢坐起下床。

18. 女性糖尿病患者月经期间应注意什么？

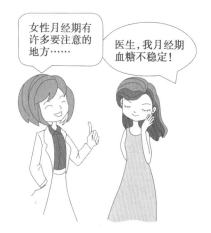

女性月经期有许多要注意的地方……

医生，我月经期血糖不稳定！

女性糖尿病患者月经来潮，常出现精神紧张和情绪不稳，自身免疫力降低，易发生胰岛素抵抗，导致血糖升高。同时，糖尿病患者月经期间易发生尿路或上呼吸道感染，感染应激也会引起血糖升高。因此，糖尿病患者在月经来潮或月经期间，要保持情绪稳定、心情舒畅和充足睡眠,注意个人卫生,选用清淡易消化饮食,营养摄入均衡,食用富含多种维生素食物。月经期要做好自我血糖监测,每天监测 2~4 次。根据自身情况,还应看医生调整降糖药用量。

19. 女性糖尿病患者结婚后能怀孕吗?

　　这就要看何时发现的糖尿病及有无并发症。如果儿童期就患糖尿病,又有糖尿病并发症,到育龄期即使结婚,也是不宜怀孕的。如果在育龄期新发现糖尿病,病程短、无并发症、病情较轻,通过饮食或运动即能控制病情者,征求医生检查同意,是可以结婚怀孕的。

　　因此,发现育龄期女性糖尿病患者后应进行全面身体健康状况评估,积极控制病情,严密监测血糖和糖化血红蛋白,再决定能否怀孕问题。

　　通常,对于糖尿病病情严重,血糖不易控制或有并发症的育龄期妇女是不宜怀孕的。

20. 女性糖尿病患者婚后何时才能怀孕?

糖尿病妇女受孕前须具备:

①餐前血糖介于 3.9~6.5mmol/L,餐后血糖 <8.5mmol/L,糖化血红蛋白 <7.0%(用胰岛素治疗者),在避免低血糖情况下,尽

量控制糖化血红蛋白在 6.5% 以下；

②受孕前应检查血压、眼底、心电图、肾功能及糖化血红蛋白；

③维持血压 <130/80mmHg，停用血管紧张素转化酶抑制药和血管紧张素受体阻滞药，改为甲基多巴或钙通道阻滞药；

④应改用胰岛素控制血糖，停用口服降糖药；

⑤停用他汀类及贝特类调脂药物；

⑥应接受糖尿病教育，了解糖尿病妊娠方面的相关知识。

21. 女性糖尿病患者婚后如何避孕？

● 育龄期女性糖尿病患者采用避孕措施时，尽量不用含雌激素和黄体酮的避孕药，以防加重糖尿病病情。

● 怀孕前 5 年内应用含雌激素和黄体酮避孕药，容易发生妊娠糖尿病。

● 对于有糖尿病家族史及糖耐量减低的育龄妇女服避孕药有发生糖尿病危险。

● 2 型糖尿病妇女禁用避孕药。

● 应用避孕药期间，每 1~2 个月监测血糖和血脂，2~3 个月检查糖化血红蛋白。

● 糖尿病患者血糖较高时，器官组织间液及分泌液酸度较高，对放置的宫内节育器有腐蚀作用，影响避孕效果。因此，应用避孕套或阴道隔膜避孕较好。

22. 避孕药对女性糖尿病患者有害吗？

　　大多数避孕药内含雌激素和黄体酮。应用高男性化黄体酮避孕药（如口服安宫黄体酮），可使妊娠糖尿病风险增加43%；应用低男性化黄体酮激素避孕药（如注射黄体酮）可使妊娠糖尿病风险降低16%。

　　避孕药可促进糖尿病恶化，加重血糖升高。短期服用不会引起病情恶化，服用1个月后应注意监测血糖及血糖化血红蛋白。

23. 糖尿病患者夏季应注意什么？

　　对于糖尿病患者来说，夏季是一个难熬的季节。天气炎热，心烦气躁、情绪不稳，常会加重糖尿病。糖尿病患者的多尿会加重体内水丢失，天气炎热，有些患者汗腺调节障碍，出汗失控更加重失水，引起病情加重。因此，夏季患者应特别注意以下几点：

　　①科学饮水：很多糖尿病患者即使口渴，也不敢多饮水，这是错误的！糖尿病患者如果限制饮水，夏季又热，很容易造成脱水，诱发高渗性昏迷、脑梗死、急性肾衰等疾病。因此，夏季糖尿病患者一定要多饮用温开水，忌用含糖的碳酸饮料；

　　②合理饮食：夏季糖尿病患者饮食不宜多吃冰冻食物和瓜果，以免引起胃肠炎或血糖升高。多以无糖、低脂、低盐清淡饮

食为主；

③适量运动：夏季气候较热，不少患者懒动，不利于病情控制。糖尿病患者仍要坚持适量运动，起居要有规律。运动时间以早晚饭后 1~1.5 小时为宜，即太阳出来之前和太阳落山之后，避免太阳高照时运动，以防中暑；

④监测血糖：夏日高温会导致血糖波动较大，每天至少自测血糖 4 次；

⑤皮肤护理：由于夏日出汗多，易发生皮肤感染，特别是腹股沟、腋下等部位，女性患者易发生尿路感染，注意皮肤清洁；

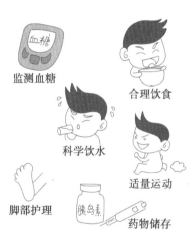

监测血糖
合理饮食
科学饮水
适量运动
脚部护理
药物储存

⑥脚部护理：夏季赤脚机会多，足部出汗也多，易引起足部外伤继发感染。糖尿病足者更应注意足部清洁，勤洗脚，并保持足部干燥，定时检查足部病变情况；

⑦使用胰岛素后应冷藏，在炎热环境中容易失效。

24. 老年糖尿病患者夏天为什么容易中暑？

夏季烈日炎炎，老年糖尿病患者容易发生中暑，其原因如下：

①控制不良的糖尿病患者血糖升高，易发生渗透性利尿，机体失水；

②机体出汗多,加重失水,常易促发中暑;

③合并高血压的糖尿病患者服用血管扩张药和利尿降压药也会促发失水;

④合并脑梗死的老年糖尿病患者体温调节中枢和口渴中枢障碍,更易发生中暑;

⑤老年糖尿病合并自主神经功能异常,特别是排汗障碍,易发生中暑。

因此,老年糖尿病患者夏季如果出现头晕、头痛、恶心、无力症状时应怀疑到"中暑",需要及时就医。为预防中暑,糖尿病患者夏季除积极控制血糖外,合并高血压的患者尽量不用利尿降压药;经常饮水,不能有口渴感;尽量避免日晒和炎热天气外出。为防万一,随身备用饮水和防暑药物。

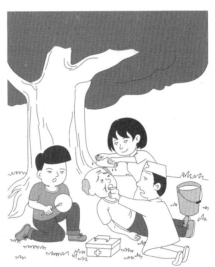

25. 糖尿病患者冬季应注意什么?

季节变化对糖尿病患者治疗和病情都有一定影响,应引起患者的注意:

①冬季要适当节制饮食:冬季寒冷刺激,肾上腺皮质激素及

儿茶酚胺分泌相对增多,血糖升高,注意血糖监测,应与医生经常保持联系,必要时调整降糖药剂量,有饥饿感时,可适当增加乳类及豆制品食物或蔬菜;

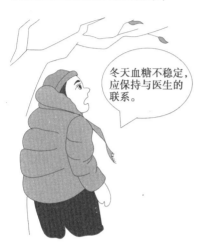

冬天血糖不稳定,应保持与医生的联系。

②冬季寒冷,相对运动量减少,不利于血糖控制,也应注意尽可能找机会运动,选择中午和晚上饭后为好;

③要注意保暖:糖尿病患者免疫功能低下,特别要注意预防上呼吸道感染;

④此外,糖尿病足患者冬季更需注意保暖,防止冻伤,加强足部护理,睡前温水泡脚,保持脚趾清洁、干燥。

26. 糖尿病患者不宜从事哪些工作呢?

以下工作不适合糖尿病患者:

①驾驶员、高空作业、机械操作及海上石油开采等;

②军队、警察和消防队员等;

③长时间站立、电脑操作和紧张工作等。

上述工作需精神高度集中,易使血糖升高或血糖不易控制。应用胰岛素的1型糖尿病患者发生低血糖,易出现生产事故。

此外,尚有工作能力者,应根据个人具体情况来考虑:

①无须药物治疗者,可以和正常人一样参加工作;

②仅服用降糖药者要选择工作环境和条件好、生活有规律的职业和轻体力劳动的工作,能保证定时进餐和水分供应;

③对于胰岛素治疗者,更应有保证能按时就餐的工作,同时应距离保健站近、有工友伴随的轻度脑力工作;

④有较严重并发症者,不宜参加工作,应休息和治疗。

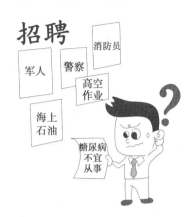

27. 糖尿病患者外出旅游应注意什么?

糖尿病患者要根据个人情况选择适宜的旅游季节、路线和时间。同时尚应注意:

①外出旅游前,应进行一次全身健康检查,特别是心脑血管和足部情况检查;

②不应一人外出,要结伴而行;

③随身携带平时所用药物和糖尿病急救卡;

④应用降糖药者,要告诉随行者低血糖表现和救治

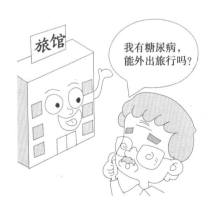

方法,以防意外;

⑤有潜在性糖尿病足者,不应在崎岖不平的道路上行走,准备合适的鞋袜,防止足部损伤,每天要对足部清洗和保健;

⑥旅途中,要准备充足饮用水和预防低血糖的食品和饮品;

⑦不宜进行危险旅游项目,如攀登或漂流等。

28. 糖尿病患者乘飞机应注意什么?

糖尿病患者外出乘坐飞机时应注意:

①血糖不稳定或有严重并发症者不宜乘坐;

②病情稳定者远途飞行,乘机前应进行一次详细查体;

③随身携带糖尿病急救卡、糖尿病医疗证明、降糖药、胰岛素及胰岛素笔等;

④乘坐飞机时,应靠近走廊,多饮水、多活动下肢,避免下肢深静脉血栓形成。

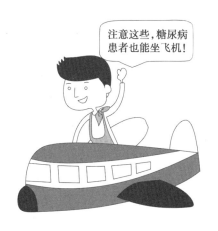

⑤最好有人结伴而行,应告知同行者所用降糖药用法及低血糖的防治方法。

29. 您知道胰岛素注射用笔吗?

1985 年,诺和诺德公司推出世界上第一支胰岛素注射笔。胰岛素笔是将胰岛素和注射器合二为一的注射装置,外形酷似一支钢笔,胰岛素置于形似笔芯之中。应用时,拔下笔帽,安上针头,调整胰岛素剂量后即可注射。每调整 1U 胰岛素,此笔即有报知声。夜间或视力不好的患者也可使用。笔芯内胰岛素用完之后,能更换,可长期反复使用。胰岛素注射笔携带方便、操作简单、注射剂量精确,无痛感。胰岛素笔出现,为长期胰岛素治疗患者解除了痛苦和烦恼。

30. 胰岛素无针注射器是怎么回事?

胰岛素无针注射器亦称胰岛素无针注射系统。它是通过压力注射动力装置用于胰岛素注射。根据无针注射器动力装置划分,有弹簧机械动力、二氧化碳气体动力和电动力三种;按注射容量划分,有 0.3ml、0.5ml 和 1.0ml 三种安瓿规格。根据外观分为微型笔式和手持枪式两种,前者主要以弹簧为动力,后者主要是气动。应用该注射器能消除患者对痛感的恐惧心理,提高糖尿病患儿依从性;无交互感染风险;应用方便,一次吸药可反复多次注射；借助透皮弥散技术，提高胰岛素生物利用度；注射部位不留任何痕迹。

皮下弥散式注入

INJEX30 在准确设定的压力下，瞬间将药物以"液体针"的形式，通过注射端的微孔穿过表皮细胞注入皮下组织。可以有效缓解由针注射带来的疼痛感和恐惧感，是糖尿病患者可靠的药物注射方式！

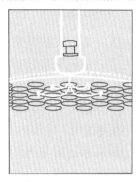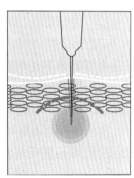

产品详情

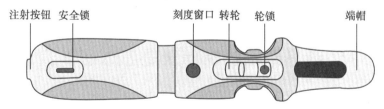

胰岛素无针注射器

31. 您了解胰岛素泵吗？

胰岛素泵包括泵、注射器及输液管，由电池驱动。注射器置入泵中,可容纳 3ml 胰岛素溶液。注射器针头经导管相连置入患者皮下,模拟胰腺分泌将胰岛素输注患者体内,维持血糖稳定。胰岛素泵需用短效胰岛素或超短效胰岛素类似物,能减少夜间低血糖、凌晨高血糖和餐后高血糖,维持全天血糖处于平稳状态,有效降低糖化血红蛋白浓度,延缓糖尿病并发症发生。胰岛素泵应用方便,疗效可靠。

糖尿病患者应用胰岛素泵前应进行培训。凡是需要长期胰岛素治疗的 1 型糖尿病或 2 型糖尿病患者皆可使用。糖尿病酮症酸中毒、高渗性高血糖非酮症综合征及伴循环障碍的糖尿病患者不宜应用胰岛素泵治疗。

32. 什么是人工胰脏?

人工胰脏是通过葡萄糖感受器感知血糖浓度动态变化,通过微机指令胰岛素泵输出速度,模拟胰岛 β 细胞生理分泌模式的装置。美国推特公司工程师戴娜·刘易斯于 14 岁患 1 型糖尿病,每天需监测 12 次指血血糖,随身佩戴持续血糖监测仪和胰岛素泵。2014 年 12 月,戴娜与丈夫研制出开放式人工胰脏系统,包含微型电脑、U 盘、胰岛素泵、血糖监测仪和电池等,主要用于严重 1 型糖尿病患者治疗。电脑从 U 盘与血糖监测仪中读取数据,然后将胰岛素的推荐剂量传输到胰岛素泵,模拟胰岛 β 细胞生理分泌模式自动释放胰岛素控制糖尿病患者血糖。发生低血糖时,开放式人工胰脏系统即能向患者预警或将危险信号传送给患者家属。

全球最大医疗技术公司美敦力在开放式人工胰脏系统基础

上研制出的人工胰脏已经完成测试,有望用于临床。

　　20世纪70年代初制造出模拟生理性胰岛素分泌的开环与闭环"人工胰脏"。开环式人工胰脏能将患者自我血糖监测与皮下输注胰岛素相结合。开环人工胰脏有一个精密机械泵,由微型马达驱动螺旋齿轮推动盛满胰岛素液的注射器推柄,经皮下埋置导管持续输出胰岛素,以模拟胰岛素持续基础分泌和餐时脉冲式释放,为完善的强化胰岛素疗法。

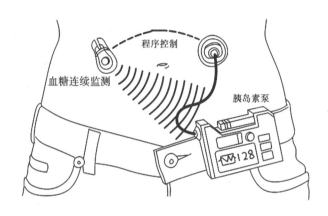

附　录

01. 糖尿病文献中常见的缩略语

AACE	American Association of Clinical Endocrinologists	美国临床内分泌学家学会
ADA	American Diabetes Association	美国糖尿病学会
AHST	autologous hematopoietic stem cell transplantation	髓造血干细胞移植
BMI	body mass index	体质指数
CDS	Chinese Diabetes Society	中华医学会糖尿病学分会
CGM	continuous glucose monitor	持续血糖监测仪
CIGMA	continuous infusion of glucose model analysis	持续输注葡萄糖模型分析法
CSII	continuous subcutaneous insulin infusion	持续皮下胰岛素输注
FPG	fasting blood-glucose	空腹血糖
GADA	glutamic acid decarboxylase antibody	谷氨酸脱羧酶抗体
GCT	glucose clamp technique	葡萄糖钳夹技术
GDM	gestational diabetes mellitus	妊娠糖尿病
GHb	glycosylated hemoglobin	糖化血红蛋白
GI	glycemic index	血糖指数
GIP	glucose-dependent insulinotropic polypeptide	葡萄糖依赖性促胰岛素多肽
GLP-1	glucagon-like peptide-1	胰高血糖素样肽 -1
GSP	glycosylated serum protein	糖化血清蛋白
IAA	insulin auto-antibody	胰岛素自身抗体
ICA	islet cell antibody	胰岛细胞抗体
IDDM	insulin dependent diabetes mellitus	胰岛素依赖性糖尿病
IDF	International Diabetes Federation	国际糖尿病联盟

IFG	impaired fasting glucose	空腹血糖受损
IGR	impaired glucose regulation	糖调节受损
IGT	impaired glucose tolerance	糖耐量受损
InsAb	insulin antibody	胰岛素抗体
IR	insulin resistance	胰岛素抵抗
IRI	immunoreactive insulin	免疫活性胰岛素
ISI	insulin sensitivity index	胰岛素敏感指数
LADA	latent autoimmune diabetes in adults	成人隐匿性自身免疫性糖尿病
MMT	micromodel technique	微小模型技术
MODY	maturity onset diabetes of the young	年轻的成年发病型糖尿病
NIDDM	non-insulin-dependent diabetes mellitus	非胰岛素依赖性糖尿病
NPH	neutral protamine hagedorn	低精蛋白锌人胰岛素
OGTT	oral glucose tolerance test	口服葡萄糖耐量试验
PBG	postprandial blood glucose	餐后血糖
PCHD	premature coronary heart disease	早发冠心病
PPH	postprandial hyperglycemia	餐后高糖血
PZI	protamine zinc insulin	鱼精蛋白锌胰岛素
SMBG	self-monitoring of blood glucose	自我血糖监测
T1DM	type 1 diabetes mellitus	1 型糖尿病
T2DM	type 2 diabetes mellitus	2 型糖尿病
WDD	World Diabetes Day	世界糖尿病日
WHO	World Health Organization	世界卫生组织

02. 世界糖尿病日主题

1992 年世界糖尿病日主题:"糖尿病:一个与所有国家所有人有关的健康问题"

1993 年世界糖尿病日主题:"糖尿病儿童与成长"

1994 年世界糖尿病日主题:"糖尿病与老年"

1995 年世界糖尿病日主题:"糖尿病和教育,降低无知的代价"

1996 年世界糖尿病日主题:"胰岛素与生命"

1997 年世界糖尿病日主题:"全球的觉醒:改善生命的关键"

1998 年世界糖尿病日主题:"糖尿病人的权利"

1999 年世界糖尿病日主题:"糖尿病的代价"

2000 年世界糖尿病日主题:"新千年糖尿病和生活方式"

2001 年世界糖尿病日主题:"糖尿病心血管疾病与社会负担"

2002 年世界糖尿病日主题:"糖尿病与您的眼睛:不可忽视的危险因素"

2003 年世界糖尿病日主题:"糖尿病损害肾脏"

2004 年世界糖尿病日主题:"糖尿病与肥胖"

2005 年世界糖尿病日主题:"糖尿病与足部护理"

2006 年世界糖尿病日主题:"糖尿病与脆弱人群"

2007 年联合国糖尿病日主题:"关心儿童和青少年糖尿病"

2008 年联合国糖尿病日主题:"青少年儿童的糖尿病"

2009 年联合国糖尿病日主题:"糖尿病教育与预防"

2010 年联合国糖尿病日主题:"控制糖尿病,刻不容缓"

2011 年联合国糖尿病日主题:"应对糖尿病立即行动"

2012 年联合国糖尿病日主题:"糖尿病:保护我们的未来"

2013 年联合国糖尿病日主题:"糖尿病教育与预防"

2014 年联合国糖尿病日主题:"健康饮食与糖尿病"

2015 年联合国糖尿病日主题:"健康生活与糖尿病"

2016 年联合国糖尿病日主题:"每个人是自己健康第一责任人"

2017 年联合国糖尿病日主题:"女性与糖尿病—我们拥有健康未来的权利"

03. 食物升糖指数

升糖指数	食物名称
高（>70）	**蔬菜类**：胡萝卜、白萝卜、南瓜、甜菜、土豆、山芋 **水果类**：西瓜、菠萝、鲜枣、龙眼、荔枝 **谷类**：白米饭、小米饭、糯米饭、馒头、面条（小麦粉）、油条、烙饼、法式面包 **奶制品**：炼乳 **糖类**：白糖、葡萄糖、麦芽糖、蜂蜜 **饮料、零食类**：汽水、土豆泥、炸薯条、膨化食品、米饼、爆米花
中 （55~70）	**蔬菜类**：芋头、莲藕、番茄 **水果类**：香蕉、芒果、猕猴桃、哈密瓜、菠萝、木瓜、橙子、葡萄 **谷类**：鸡蛋面、乌冬面、油炸薯片、面包、麦片、玉米面 **糖类**：蔗糖 **饮料、零食类**：啤酒、可乐、红酒、咖啡、黄酒、橙汁、冰淇淋
低（<55）	**蔬菜类**：菠菜、海苔、海带、豆芽、大白菜、小白菜、黄瓜、生菜、蘑菇、洋葱、香菇、芹菜、油菜、茄子、西兰花、卷心菜、韭菜、花椰菜、青椒、金针菇、平菇、大葱 **水果类**：樱桃、柚子、草莓、生香蕉、木瓜、苹果、梨、哈密瓜、桃子、橙子、葡萄、金桔 **水产类**：鱼肉、虾、螃蟹、牡蛎、海胆 **蛋和荤食**：鸡蛋、鸡肉、鸭肉、鹅肉、猪肉、羊肉、牛肉 **奶制品**：牛奶、脱脂奶、酸奶、奶油 **豆类及其制品**：黄豆、刀豆、绿豆、鲜豆腐、扁豆、豆角、豆浆 **谷类**：荞麦、黑米、通心粉、粟米、玉米、大麦 **糖类**：果糖、乳糖、木糖醇、山梨醇、麦芽糖醇 **饮料、零食类**：咖啡、番茄汁、苹果汁

04. 食物嘌呤含量

100g 食物嘌呤含量	食物名称
高嘌呤食物 (150~1000mg%)	**荤食:** 浓肉汤(500); 猪肠(262.2); 鸭肉(301.5)、鸡肉(293.5)、猪肉(169.5)、牛肝(169.5)、羊肚(≥150); 马肉(200)、鹅肉(165) **水产类:** 带鱼(391.6)、青鱼(378)、凤尾鱼(363)、三文鱼(250)、鲳鱼(238)及鲭鱼(194); 草虾(162); 扇贝(390)、海虹(150~600)、蛤蜊(316)、牡蛎(239)、鱿鱼(226.2)、鱼卵(165) **蔬菜类:** 豆苗(500)、黄豆芽(500)、紫菜(274)、绿豆芽(166)、香菇(214.5)
中嘌呤食物 (50~150mg%)	**荤食:** 猪肾(133)、猪肚(132.4)、猪肉(83.7)、猪脑(66.3)、猪心(65.3)及火腿(55); 牛肉(83.7)、牛肚(79); 羊肉(111.5); 鸡肉(140.3)、鸡胗(138.4)、鸡心(125); 鸭肉(138.4)、鸭肠(121); 鸽子(80)和鹌鹑肉(123)、火鸡(140.3)、兔肉(107.6)、鹿肉(138)。 **水产类:** 草鱼(140.3)、鲤鱼(137.1)、鲫鱼(137.1)、大比目鱼(125)、蚬子(114)、鳗鱼(113.1)、鲍鱼(112.4)、鳕鱼(109)、鳝鱼(92.8)、鲈鱼(70)、金枪鱼(60)、龙虾(118)、乌贼(89.8)、螃蟹(81.6)等 **蔬菜类:** 海带(96.6)、金针菇(60.9) **奶及豆类制品:** 酸奶(75)、黑豆(137.4)、黄豆(116.5)、豌豆(75.7)、绿豆(75.1)、豆干(66.5)、豆腐(55.5)及红豆(53.2) **干果类:** 银耳(98.9)、花生(96.3)、干葵花籽(143)、腰果(80.5)、芝麻(57)

100g 食物嘌呤含量	食物名称
低嘌呤食物 (0~50mg%)	**蛋及荤食**：猪皮(29.8)、猪血(11.8)、鸭蛋(3.2)、鸡蛋(0.4)、和鹌鹑蛋(15)、鸡血(25)、鸭血(11.8) **水产类**：桂鱼(24)及海蜇(9.3)、海参(4.2) **蔬菜及水果**：韭菜(25)、雪里蕻(24.4)、茼蒿(20)、菜花(19.5)、芥兰菜(18.5)、空心菜(17.5)、韭黄(16.8)、青蒿(16.3)、菠菜(13.3)、白菜(12.6)、芹菜(12.4)、卷心菜(12.4)、荠菜(12.4)、芥菜(12.4)、苋菜(8.7)及娃娃菜(15.2)、生菜(15.2)、扁豆(18)、芦笋(23)、莴笋(7.2)、冬笋(29)、韭菜(25)、甘蓝菜(9.7)；黄瓜(14.6)、丝瓜(11.4)、苦瓜(11.3)、西葫芦(7.2)、冬瓜(2.8)、南瓜(2.8)；茄子(14.3)、胡萝卜(8.9)、白萝卜(7.5)、番茄(4.2)及芜青(蔓菁)；葱(38.2)、蒜(38.2)、辣椒(14.2)、姜(5.3)；咸菜(8.6)及泡菜；蘑菇(28.4)、黑木耳(8.8) **谷类及薯类**：米(18.1)、面(17.1)、麦(12.1)、芋头(10.1)、土豆(3.6)、荸荠(2.6)及山芋(2.4) **干果类**：莲子(40.9)、杏仁(31.7)、龙眼干(8.6)、桂圆干(8.6)、核桃(8.4)、红枣(6)及葡萄干(5.4) **奶制品**：奶酪(32)、脱脂奶(15.7)、鲜奶(1.4)、炼乳(17)、冰淇淋(15.7) **饮料**：可乐(43)、汽水(24)、茶(25)、果汁(10)、咖啡(25)、可可(10)

附注：痛风急性期每日摄入碳水化合物食物补足热量；蛋白质每公斤体重 1g (蛋类)；脂肪 50g 以下；严格控制嘌呤摄入量(≤75mg)；液体摄入量超过 2000ml。